내 몸에 맞는

헬스
디자인

HEALTH DESIGN

내 몸에 맞는
헬스 디자인

HEALTH DESIGN

헬스디자이너 | 이진 지음

이담
Books

머리말

우리의 삶은 점점 편해지고 있다. 매일 자동차 혹은 전철로 출퇴근하고, 계단 대신 엘리베이터를 이용하고, 편리한 가전제품으로 집안일을 해결하고, 스마트폰으로 언제 어디서나 정보를 검색하고 사람들과 커뮤니케이션하면서 하루하루를 보내고 있다. 그렇다면 이렇게 나날이 편해지는 생활만큼 우리의 몸도 점점 건강해지고 있는 것일까?

불행하게도 첨단 생활기기의 발달은 우리의 몸을 약하게 만들고 있다. 대표적으로 가상공간에서의 인터넷 게임이나 스마트폰 때문에 언제부터인가 자연 공간에서 함께 운동하고 놀이를 하는 어린이들을 찾아보기 힘들게 되었다. 우리의 몸을 약하게 만드는 것은 비단 첨단 생활기기 때문만은 아니다. 자연파괴와 환경오염, 치열한 입시 및 취업 경쟁, 직장 내 스트레스 등과 같은 사회 환경적 요인도 우리의 몸을 약하게 만들고 있다.

요즘 학생들이나 직장인, 그리고 주부들 중에 근육이 아프다며 통증을 호소하는 사람들이 많다.

"저는 항상 몸이 찌뿌둥하면서 아파요. 병원에 갔더니 별 이상이 없다고 하는데…… 계속 찜찜해요. 왜 그럴까요?"

"운동부족 때문입니다. 찌뿌둥한 것은 근육을 사용하지 않아서 몸이 '움직여 주세요'라는 신호를 보내는 것입니다."

인체가 보내는 신호를 무시하면 안 된다. 이것은 하나의 경고이기 때문이다. 이러한 신호를 받으면 우리는 흔히 병원에 가서 처방을 받고 약을 먹게 된다. 그러나 무조건 약에 의존하는 것은 좋은 방법이 아니다. 약물보다는 운동이나 자연식품이 일차적이고 효과적인 치료제이기 때문이다. 운동처방이나 식이요법을 통해 우리는 훨씬 건강해질 수 있으며, 질병을 예방할 수도 질병에 걸렸을 때도 잘 이겨낼 수도 있다.

필자는 다년간 의과대학 연구소에서 동물 실험연구를 통해, 약물에 의존하지 않고도 운동만으로 여러 질병이 치료되는 효과를 밝혀냈다. 운동의 효과와 그 생리적 기제에 관해 강의하면서, 의외로 많은 학생과 직장인들이 스트레스와 대사 관련 질병(비만, 당뇨, 고혈압, 치매)에 관심이 많다는 것을 알게 되었다. 그러나 안타깝게도 그들은 건강해지기 위해 자기 스스로 어떻게 해야 하는지를 잘 알지 못하고 있었다.

질병을 예방하고 올바르게 대처하기 위해서는 어떻게 해야 할까? 내 몸에 맞는 운동처방과 식이조절은 어떻게 하면 좋을 것인가? 이와 같은 질문에 답을 하기 위해서, 필자는 '헬스디자인(Health Design)'이란 개념을 생각해 내었다. 헬스디자인이란 개인의 특성에 맞게 체계적이고 과학적인 방법으로 건강을 설계하는 것을 말한다. 필자는 헬스디자이너로서, 의학적 그리고 운동학적 지식과 경험을 살려 일반인들이 자신의 몸 상태와 질병 상태에 맞게 건강을 설계하는 방법을 알려 주고자 한다.

1장은 본인의 체형(비만 체형, 근육 체형, 마른 체형)에 따른 헬스디자인, 2장은 스트레스 해소를 위한 헬스디자인, 3장은 비만 예방을 위한 헬스디자인, 4장은 당뇨병에 대처하는 헬스디자인, 5장은 고혈압에 대처하는 헬스디자인, 6장은 치매를 예방하는 헬스디자인을 다룬다. 독자들은 각 장에 수록된 본인의 체형 또는 질병에 대한 진단, 운동디자인, 식이디자인 방법들을 살펴보고, 헬스디자인 샘플 및 양식을 활용하여 본인의 몸 상태에 맞게 건강해지는 방법을 스스로 설계할 수 있다. 그리고 전략보다는 실행이 중요하듯이, 설계에 그치지 말고, 계획에 따라 반드시 실천해 보기를 바란다.

우리는 누구나 사랑하는 가족들과 함께 오랫동안 행복하게 살기를 원한다. 그러기 위해서는 무엇보다 건강이 뒷받침되어야 한다. 이 책이 건강하게 살고자 하는 모든 사람들에게 작은 길잡이가 되었으면 한다.

헬스디자이너
이진

▌차례

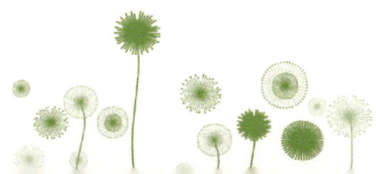

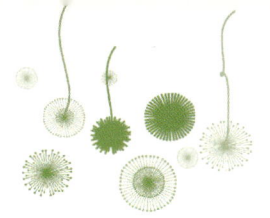

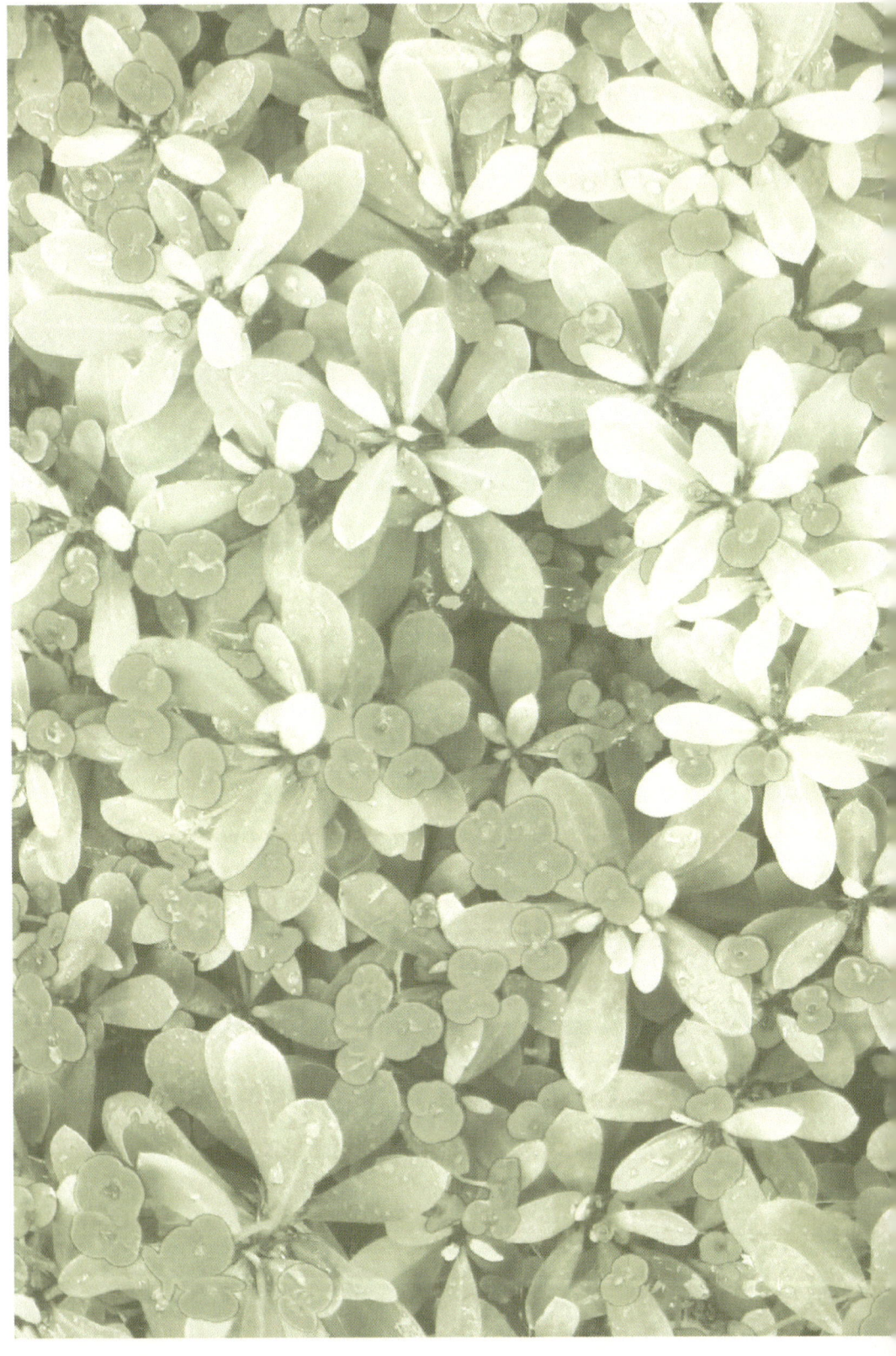

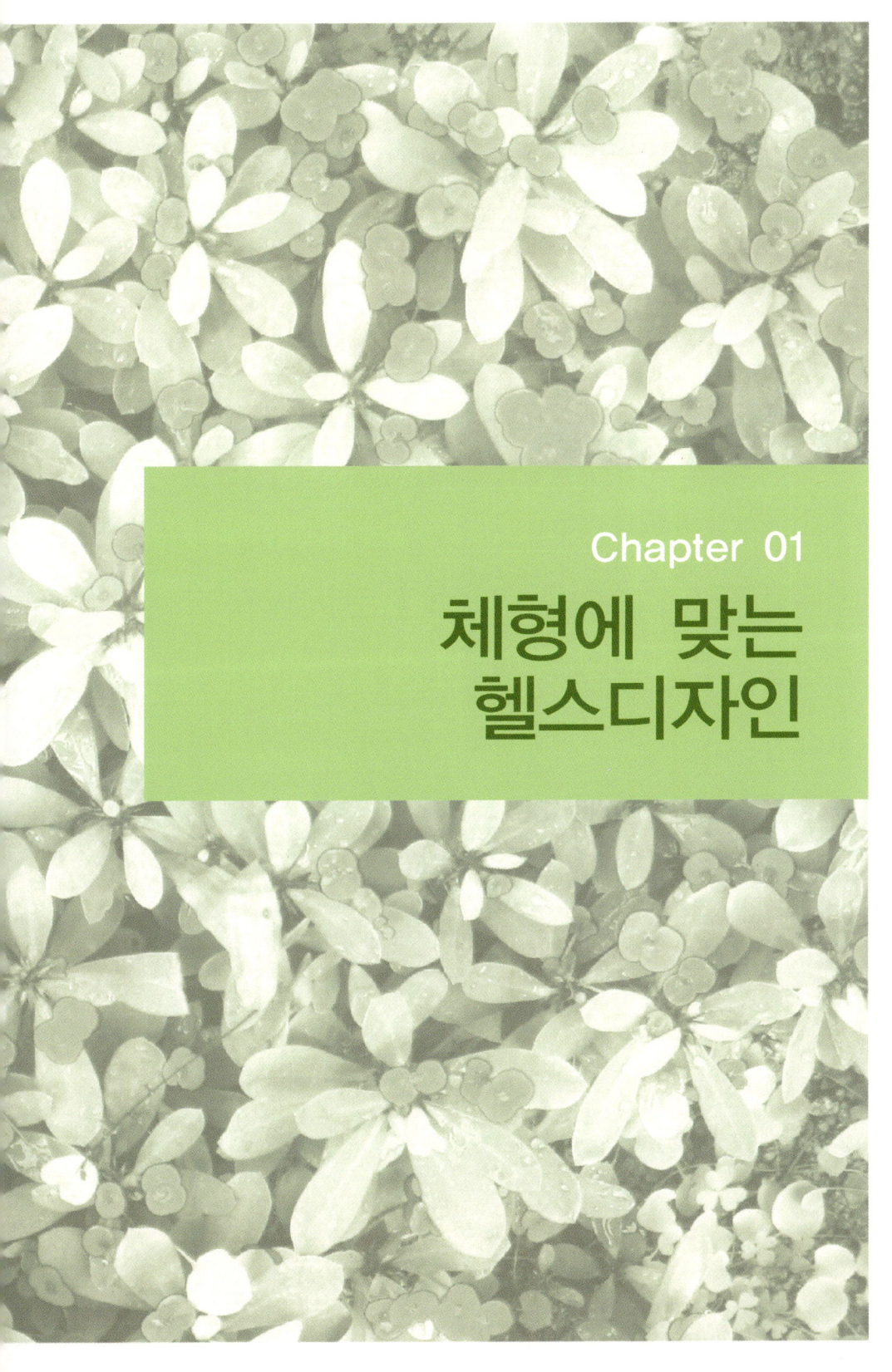

Chapter 01

체형에 맞는
헬스디자인

인간은 제각각 타고난 체형을 가지고 있다. 그렇기 때문에 남들과 같은 방법으로 몸매관리를 하면 실패하는 것이다. 선천적으로 타고난 자신의 체형을 안다면 좀 더 쉽게 몸매관리를 할 수 있다. 그러므로 체형에 맞는 식이요법과 운동요법을 적용하여 보다 효율적으로 관리한다면 누구나 건강하게 살 수 있을 것이다. 어떻게? 우선 자신이 어떤 체형에 해당하는지 알아보도록 하자.

01. 체형이란 무엇인가?

여러분 중 대다수는 체형하면 몸의 형태를 떠올릴 것이다. 그렇다면 '배엽형은?' 하고 물으면 떠올리는 것이 있는가? 이것은 발생과정에서 나오는 전문 용어이다. 체형과 배엽형의 관계는 무엇일까? 이들 관계를 보면, 태아형성과정 때 생기는 배엽이론을 바탕으로 발달조직에 따라 체형이 결정된다고 한다. 먼저, 배엽의 기원에 대해 알아볼 필요가 있다.

필자가 많이 듣던 말들을 나열해 보면,

"다른 사람들과 똑같이 운동을 해도 근육이 잘 붙지 않아요."

"조금만 운동을 해도 근육이 잘 생겨요."

"다른 사람들과 똑같은 음식을 먹는 데도 제가 더 많이 살쪄요."

"아무리 먹어도 살이 잘 찌지 않아요." 등이다.

여러분은 어떠한가? 아마도 한 가지는 해당될 것이다. 그렇다면 왜 이런 현상이 나타나는 것일까? 이는 자신이 가지고 있는 배엽형, 즉 체형이 다르기 때문이다.

타고난 체형 분류, 배엽형을 알아야 할까? 당연히 그렇다. 건강을 유지하고 몸을 더 효과적으로 디자인하기 위해선 자신의 체형에 대해 알아야 한다. 『손자병법』 중에 "지피지기면 백전불태"라는 말이 있듯이 자신의 체형을 명확히 안다면 그 관리 또한 실패하지 않을 것이기 때문이다.

그렇다면, 배영협에 의한 체형 분류 가운데 나는 어느 체형에 해당하며 어떻게 관리를 해야 시간을 낭비하지 않고 효과적으로 관리할 수 있을까? 누구나 한 번쯤 고민해 보았을 것이다. 아직까지 그 해답을 구하지 못했다면 여기서 찾아보길 바란다. 각기 다른 자신의 배엽형에 대해 이해하고, 나아가 이에 맞는 운동과 식이요법으로 더 높은 효과를 볼 수 있는 헬스디자인을 하게 될 것이다.

배엽형에 의한 체형 분류는 1940년에 미국 하버드대학교 심리학 교수였던 쉘든(Seldon, W.H)이 인간의 신체유형(somatotype)을 배엽형으로 분류하면서 처음 소개하였다. 이후 1967년 'Heath & Carter'에 의해 좀 더 자세히 수정·보완되면서 쉘든의 이론이 구축되었고, 몇몇 분야에서는 지금까지도 사용하고 있는 이론이다.

쉘든은 기원전부터 내려온 비만 체형, 근육질 체형, 그리고 마른 체형에 대해서 다른 주장을 펼쳤다. 즉 인간의 체형은 이미 생명의 씨앗부터 결정되어 형성된 것이며, 그 분류는 배엽형에서 비롯된 것이라며 그 관련성을 밝혔다.

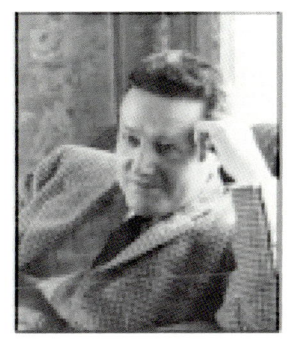

〈그림 1〉 쉘든 교수

좀 더 자세히 설명하자면, 보통 태아 형성과정은 정자가 난자 속으로 들어가 수정을 하게 된다. 여기까지는 누구나 아는 사실이다. 하지만 수정 이후의 발생은 아마도 생소할 것이다.

정자는 엄청난 힘을 가진 세포로, 가지고 있는 에너지를 최대한 동원하여 정자꼬리를 움직여서 난자 곁으로 다가간다. 그리고 난자의 벽을 뚫고 들어간다. 이후 수정이 되면 왕성한 세포분열을 통해 무수히 많은 세포덩어리들을 만들어 낸다. 세포덩어리들은 3겹의 원판으로 나누어지는데, 이때 3겹의 원판 중에서 가장 안쪽에 있는 층은 내배엽이 되며, 중간층은 중배엽, 그리고 바깥층은 외배엽이 된다.

내배엽은 위, 창자 같은 소화기와 내부 장기들을 만들고, 중배엽은 근육, 뼈, 결합조직(혈관, 인대), 비뇨생식기로 분화한다. 외배엽은 피부, 신경, 뇌 등으로 분화하게 된다. 결국 3겹의 배엽들은 분화된 조직들과 합쳐져 예쁜 태아의 형태로 만들어지고, 10달이 채워진 아기는 세상 밖으로 나와 힘차고 우렁찬 울음소리와 함께 가족의 한 일원이 된다.

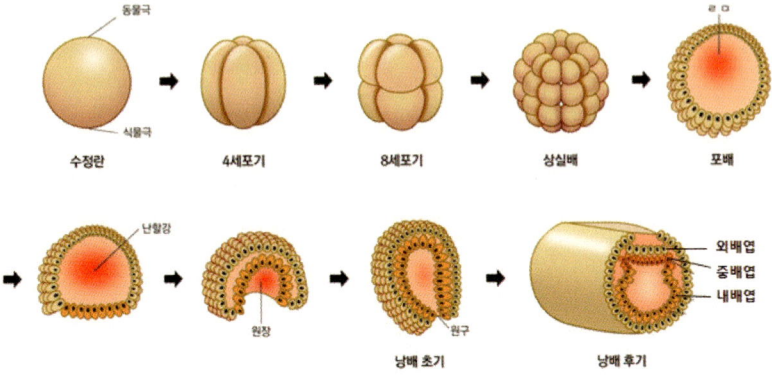

<그림 2> 3배엽 형성과정

쉘든은 이와 같은 배아형성과정에서부터 발달된 조직에 따라 인간의 체형이 결정된다고 하였으며, 이때 형성된 인간의 체형을 3가지 배엽형으로 분류하였다.

① 내배엽 체형－소화계가 발달하여 지방이 많은 **비만 체형**이 된다.
② 중배엽 체형－근골격이 발달하여 **근육 체형**이 된다.
③ 외배엽 체형－신경계와 피부가 발달하여 **마른 체형**이 된다.

쉘든은 심리학 교수였기에 체형별 성격 유형을 구분하고자 대학생 4,000명을 대상으로 연구를 하였으며, 이들 체형별 특징과 성격을 구분하여 논문으로 소개하였다.

현재 여러 전문 분야에서는 여전히 쉘든의 체형이론을 사용하고 있으며, 특히 운동트레이닝분야에서 배엽체형 관리는 여전히 이용되고 있다. 하지만 운동을 지도하는 운동사들조차도 단순한 배엽형에 대해서만 알고 있을 뿐 그 기원과 자세한 내용은 들어보지 못했을 것이다. 자신의 체형을 진단하고 건강디자인으로의 활용을 위한 첫걸음으로 배엽형에 대한 이해는 중요하다.

02. 나는 무슨 체형일까?

나는 무슨 체형일까? 간단한 설문지를 통해 자신이 내배엽형(비만 체형), 중배엽형(근육 체형), 외배엽형(마른 체형) 중 어디에 해당하는지 알아보도록 하자.

다음 제시된 2가지 설문지 A와 B를 통해 자신이 속해있는 배엽형을 확인할 수 있다.

<신체유형 A 설문지>

다음 질문에 답하시오.

1. 타이트한 옷을 입고 거울 앞에 서 보세요. 거울에 비친 나의 외형적 모습은?
1) 마른 편임   2) 근육이 많은 편임   3) 크고 지방이 많은 편임

2. 어린 시절부터 최근 10년간의 체형은?
1) 마르고 가냘픈 편임   2) 보통의 근육질임   3) 지방이 많은 편임

3. 참을성이 강한 편인가요?
1) 예   2) 보통   3) 아니오

4. 스트레스가 심할 때 먹는 것으로 해결하나요?
1) 아니오   2) 보통   3) 예

---

5. 자신의 체중변화는?
1) 체중증가는 어렵지만 체중감소는 쉽게 됨
2) 일정한 체중을 유지하는 편임
3) 체중증가는 쉽지만 체중감소는 어려움

6. **(여성만 해당)** 초경을 다른 사람에 비해 늦게 시작했나요?
1) 예   2) 보통   3) 아니오

7. 추위를 많이 타는 편인가요?
1) 예   2) 보통   3) 아니오

8. 더위를 타지 않나요?
1) 예   2) 보통   3) 아니오

9. 성격이 예민한 편인가요?
1) 예   2) 보통   3) 아니오

10. 강한 지구력을 가지고 있나요?
1) 예   2) 보통   3) 아니오

해석)
1번 답이 많으면: 외배엽형(마른 체형)
2번 답이 많으면: 중배엽형(근육 체형)
3번 답이 많으면: 내배엽형(비만 체형)
혼합된 답이 나오면: 혼합형

<신체유형 B 설문지>

<그림 3>에서 제시된 3문항에 답을 한 후, 그 결과를 가지고 <그림 4> 체형삼각도에서 해당번호를 찾아 자신의 체형을 확인해 보시오.

1: 매우   2: 상당히   3: 약간   4: 보통   5: 약간   6: 상당히   7: 매우

보통

1) 홀쭉함   1 2 3 **4** 5 6 7   뚱뚱함
(lean)   (fat)

2) 근육이 빈약함   1 2 3 **4** 5 6 7   근육질임
(slender)   (muscular)

3) 키에 비해 몸무게가 무거움   1 2 3 **4** 5 6 7   가벼움
(heavy)   (light)

〈그림 3〉 신체유형 설문지 B

<그림 4> 체형삼각도를 보는 방법은 다음과 같다. 예를 들어, 1) 2) 3) 문항에 대해 체크한 해당 숫자가 1): 1, 2): 7, 3): 1이라 했을 때, 이들을 모아보면 171이 된다.

171 = 중배엽
117 = 외배엽
711 = 내배엽

그 밖의 번호이면 체형삼각도를 보고 해당 숫자를 확인하여 자신의 체형을 확인한다. 만약 체크된 번호가 삼각형 주변에 없다면 비슷한 숫자 서열에서 체형을 확인하면 된다. 또한, 가운데 라인의 4-4-3, 4-4-4, 3-3-4, 4-3-3, 3-3-3, 3-3-4, 4-1-4, 3-4-3이라면 혼합형이다. 이 외에도 중배엽형 내배엽, 내배엽형 외배엽, 중배엽형 외배엽형인 두 체형의 혼합체형도 있다.
이와 같이 신체유형이 뚜렷한 3가지(내배엽형, 중배엽형, 외배엽형) 유형으로 분류할 수 있으나, 실제로 한 가지 타입보다는 3가지 신체유형 혹은 2가지 신체유형으로 중복되는 경향이 많다. 예를 들면, 중배엽형 요소를 가진 내배엽형, 중배엽형의 요소를 지닌 내배엽형 등이다.

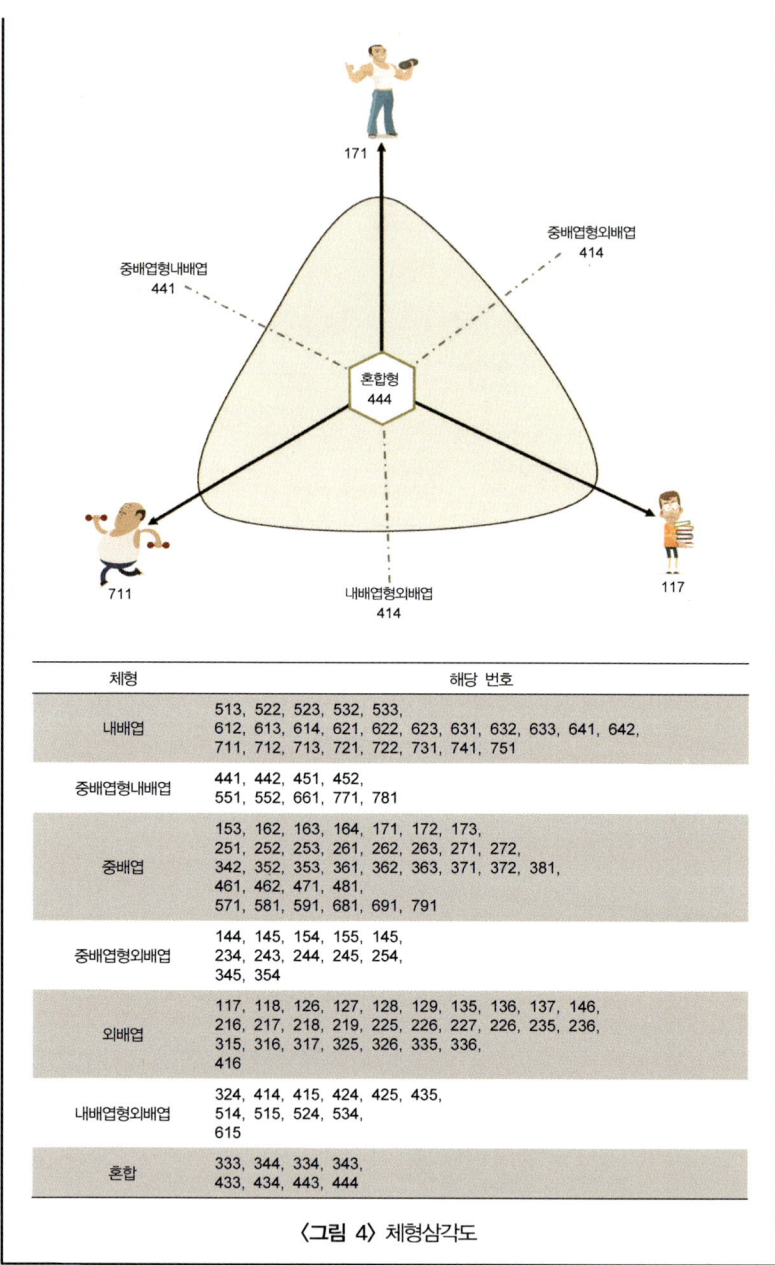

체형	해당 번호
내배엽	513, 522, 523, 532, 533, 612, 613, 614, 621, 622, 623, 631, 632, 633, 641, 642, 711, 712, 713, 721, 722, 731, 741, 751
중배엽형내배엽	441, 442, 451, 452, 551, 552, 661, 771, 781
중배엽	153, 162, 163, 164, 171, 172, 173, 251, 252, 253, 261, 262, 263, 271, 272, 342, 352, 353, 361, 362, 363, 371, 372, 381, 461, 462, 471, 481, 571, 581, 591, 681, 691, 791
중배엽형외배엽	144, 145, 154, 155, 145, 234, 243, 244, 245, 254, 345, 354
외배엽	117, 118, 126, 127, 128, 129, 135, 136, 137, 146, 216, 217, 218, 219, 225, 226, 227, 226, 235, 236, 315, 316, 317, 325, 326, 335, 336, 416
내배엽형외배엽	324, 414, 415, 424, 425, 435, 514, 515, 524, 534, 615
혼합	333, 344, 334, 343, 433, 434, 443, 444

〈그림 4〉 체형삼각도

03. 체형별 신체적 특징

앞에 설문지와 그림을 통해 자신의 체형을 찾았다면, 이제 각 체형별 신체적 특징을 알아볼 차례이다.

사람들은 자신의 체형이 어떤 형태를 보여주는지 알 수 있지만, 그 크기에 있어서 정확하게 파악하지는 못한다. 필자도 일굴과 체구가 작은 편이다. 하지만 얼마나 작은지 정확한 느낌은 잘 모른다. 그저 나와 비슷한 친구를 보면서 저 정도의 외모와 크기를 가지고 있겠거니 한다. 어느 날 친구와 함께 거울에 섰던 적이 있었다. 그런데 나와 비슷한 체형을 가졌다고 생각했던 그 친구와 막상 거울을 통해 비교해 보니 나와는 차이가 있는 것을 발견하고 충격을 받았다. 비슷할 거라 생각했던 그 친구는 나보다 훨씬 키가 컸다. 그리고 평소 얼굴과 체구가 작다는 얘기를 들어서 작을 것이라고는 알고 있었지만 거울 앞에 친구와 함께 서 있는 모습을 보니 나 자신이 얼마만큼 작은지 정확히 알게 되었다. 이렇듯 사람들은 자신의 체형이 어떠한지는 알고 있지만 대략적일 뿐 자세하게 인지하지 못하고 있는 듯하다.

필자의 지인 중 남자 쌍둥이가 있다. 이란성 쌍둥이로 형은 과체중이고 동생은 저체중이다. 이들은 체형 특징이 뚜렷하게 다를 뿐만 아니라 좋아하는 것과 싫어하는 것, 그리고 성격 또한 완전히 다르다. 평상시 쌍둥이 형에게 현재의 체형에 대해 얘기를 해주곤 하는데, 그저 장난으로 여기고 믿지 않으려고 한다.

인간은 자신의 체형의 형태와 크기에 대해 잘 인지하지 못하는 것 같다. 그래서 자신의 체형에 관해 체크할 때 주관적인 견해가 들어가 자칫 잘못된 평가 결과가 나올 수 있다. 따라서 신체적 특징에 대한 물음에 객관적인 관점으로 체크하기 바란다. 자세한 체형별 특징을 나열하고자 하니 자신의 신체적 특징과 비교해 보자.

(1) 내배엽형(비만 체형)

① 둥근 체형이다. 근육과 뼈의 발달은 좋지 않고, 피하지방이 몸 전체에 침착하기 쉬운 체형이다. 특히 복부 부분에 지방이 많이 침착되어 있으며, 전체적으로 부드럽고 둥근 신체적 라인과 큰 몸통을 가지고 있다.

② 다른 두 체형(중배엽형, 외배엽형)에 비해 과체중 혹은 비만의 형태가 많다. 특히 심혈관기능과 근육기능이 중배엽형보다는 약하며, 외배엽형보다는 강하다. 왜냐하면 내배엽형은 소화기가 발달된 체형으로서 창자의 길이가 다른 두 체형에 비해 길고 소화흡수율이 높기 때문이다. 따라서 살이 쉽게 찐다.

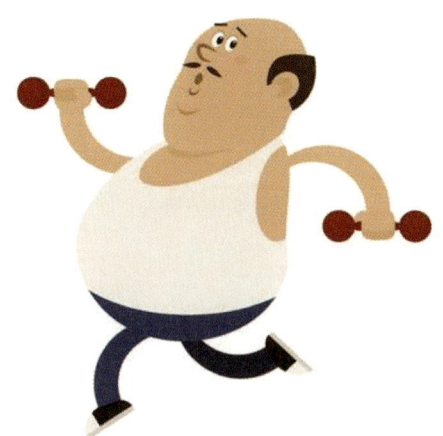

〈그림 5〉 내배엽형

이러한 이유로 다른 체형에 비해 체중 유지를 위해 항상 다이어트에 신경 써야 한다. 이 체형을 가진 사람은 "나는 물만 마셔도 살이 찐다"며 속상해 하기도 하는데 사실 억울한 마음이 들 수도 있을 것이다. 슬프게도(?) 신체적 움직임이 적고 식사량이 많은 이 체형은 다른 두 체형과 똑같은 칼로리의 음식을 먹는다 하여도 살이 더 잘 찐다.

③ 사춘기에 접어드는 시기나 폐경기 시작이 늦게 오는 편이다.

④ 목이 짧으며, 위팔(상완)과 허벅지(대퇴)의 길이 또한 짧고 손끝이나 발끝으로 가면서 점차 가늘어진다.

⑤ 머리숱이 많은 편이 아니며, 특히 정수리 부분의 머리숱이 적다.

⑥ 뽀얀 피부를 가지고 있다. 주변인 혹은 자신의 체형이 내배엽형이라면 피부를 만지거나 관찰해 보길 바란다. 확실히 피부가 매우 곱고 희며 윤이 난다.

⑦ 몸에 열이 많다. 이 때문에 겨울엔 추위를 잘 타지 않는다. 하지만 여름에는 더위를 많이 타기 때문에 가만히 있어도 땀을 많이 흘린다.

⑧ 통증에 둔한 편이다. 신체의 일부가 다치거나 아픈 경우에 그 통증과 자극에 대해 다른 두 체형에 비해서 예민하지 않다. 즉, 통증을 잘 느끼지 못한다.

⑨ 순간적인 힘이 세다. 에너지소비가 크고 폐가 약하기 때문에 조금만 움직여도 숨이 차지만, 순간적인 힘은 매우 세다. 다만, 지구력이 없어 오래도록 지속되지는 않는다.

⑩ 신체적 유연성은 외배엽형보다 떨어지지만 중배엽형보다는 좋은 편이다.

우리는 종종 인기 있는 TV 프로그램에서 유명 연예인들이 운동하는 모습을 볼 수 있다. 그때마다 필자는 내배엽형의 특징을 가진 연예인들을 관심 있게 지켜본다. 그들에게서 앞에서 나열한 특징의 공통점들을 발견할 수 있었다. 그들은 조금만 움직여도 매우 숨을 헐떡였으며, 가쁜 숨으로 인해 프로그램을 진행하는 데 제대로 말을 이어가지 못하다가 어느 정도 시간이 지나서야 비로소 진행하는 것이었다.

내배엽형에 속하는 유명인을 들자면 홍콩배우 홍금보, 영국 총리 윈스턴 처칠 등이 있으며, 관련된 운동선수들은 주로 씨름이나 역도에서 많이 볼 수 있다.

이 체형은 비만, 동맥경화, 심뇌혈관장애, 암, 당뇨병, 치매 등에 걸릴 가능성이 높다.

(2) 중배엽형(근육 체형)

① 근육이 발달한 역삼각형의 체형이다. 몸의 근육이 단단하며 근육형태의 라인을 그대로 유지하고 있다. 특히 엉덩이보다 어깨가 넓고 허리가 잘록하고 긴 편이며, 하반신보다 상반이 월등히 압도적으로 발달되어 있는 역삼각형의 형태를 보이고 있다. 조금만 운동을 해도 근육이 금방 붙는다.

② 굵은 목과 튼튼한 아래턱(하악)을 가지고 있다.

③ 튼튼한 심혈관을 가지고 있다. 다른 두 배엽형에 비해 심혈관조직이 매우 능률적으로 반응하기 때문에 혈관의 수축과 이완이 필요할 때마다 잘 적응하는 강한 체력을 지녔다. 예를 들면, 운동동작을 갑자기 바꾸게 되면 어지럼을 느끼게 되는데 이 체형의 사람들은 현

기증 같은 증상이 잘 나타나지 않는다. 게다가 혈액순환이 원활하게 진행되기 때문에 순환계의 효율성이 좋으며, 근육의 힘과 밀도가 우수하여 좋은 자세를 유지하는 멋진 체형을 가지고 있다.

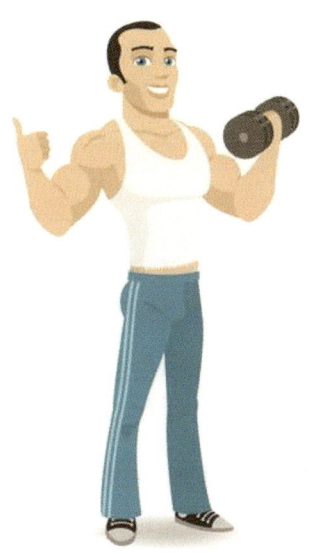

④ 사춘기가 빨리 오다. 신체적 성숙이 다른 두 배엽형 보다 더 빠르게 진행되기 때문에 사춘기가 일찍 온다. 만약 당신이 중배엽형이라면 생각해 보라. 어릴 적 일찍이 초중등학교 때 키의 성장이 멈추지는 않았는지 혹은 초경이 일찍 시작하지 않았는지를.

⑤ 유연성이 없다. 이 체형의 유연성은 다른 두 체형에 비해 많이 부족하다. 이는 뼈를 이어주는 인대들이 단단하고 촘촘하게 붙어 있기 때문이다. 이 체형의 사람들은 자세가 정확하지만 강한 스트레칭을 할 경우 매우 힘들어한다. 특히 아킬레스힘줄의 길이가 짧기 때문에 쪼그려 앉기를 매우 힘들어한다.

⑥ 열이 많다. 근육과 뼈가 발달한 체형이므로 에너지 소모가 많을 때는 많은 음식을 먹어도 체중증가의 걱정을 하지 않아도 될 만큼 활발한 신진대사와 소화능력을 가지고 있다. 그러나 고열량식단과 적은 인체활동이라면 중배엽형이라 할지라도 배가 나오는 것은 당연하다.

중배엽형과 관련된 유명인을 들자면 칭기즈칸, 할리우드 배우인 장클로드 반담, 아널드 슈워제네거 등이 있으며 관련된 운동선수들은 주로 레슬링, 기계체조, 그리고 축구에서 많이 볼 수 있다.

중배엽형은 비뇨생식계가 약하기 때문에 이와 관련된 질환에 걸릴 가능성이 높다.

(3) 외배엽형(마른 체형)

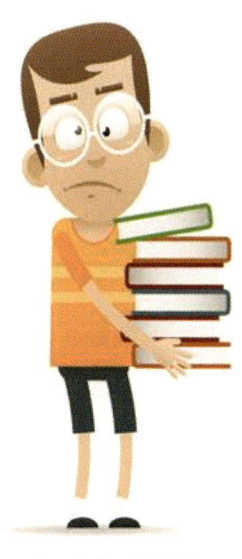

〈그림 7〉 외배엽형

① 일자형 체형이다. 즉 가슴이 편평하며 몸이 마른 편이다. 전체적으로 길쭉한 일자형으로 날씬하고 가냘픈 골격의 몸매라인을 가지고 있다.

② 몸통보다 골반이 더 크다.

③ 목은 가늘고 길며, 입술 역시 가늘다.

④ 동안 얼굴을 가지고 있어 나이보다 어려 보인다.

⑤ 뼈가 약하다. 이들 체형의 뼈 조직은 치밀하지 못하다. 또한 〈그림 8〉의 그림처럼 위팔뼈(상완골), 자뼈(척골), 노뼈(요골), 넙다리뼈(대퇴골), 정강이뼈(경골), 종아리뼈(비골) 등의 긴뼈들이 다른 두 체형에 비해 길다. 이는 긴뼈가 늦게까지 성장하기 때문이다.

⑥ 사춘기가 늦게 온다. 이 체형은 성장이 늦게까지 진행되기 때문에 사춘기가 늦게 찾아온다.

⑦ 신진대사가 빠르다. 이 체형은 장의 길이가 짧기 때문에 소화흡수율이 떨어지고 신진대사는 빠르게 진행된다. 이러한 이유로 많은

양의 식사를 하더라도 살이 잘 찌지 않는다. 그러나 이 체형은 몸통의 폭이 좁기 때문에 내장이 차지하는 공간이 좁아 많은 양의 식사를 하면 배가 볼록하게 튀어나온다.

⑧ 자극에 예민하다. 이 체형은 신경계가 발달되었기 때문에 자극에 예민하고 빠르게 반응한다. 때문에 다른 두 체형에 비해 고통에 매우 민감하게 반응하며 통증에 대해 매우 힘들어한다.

⑨ 자세가 불량해 보인다. 약한 근육으로 날렵한 몸매는 유지하지만 부족한 근육량 때문에 자세들이 틀어져

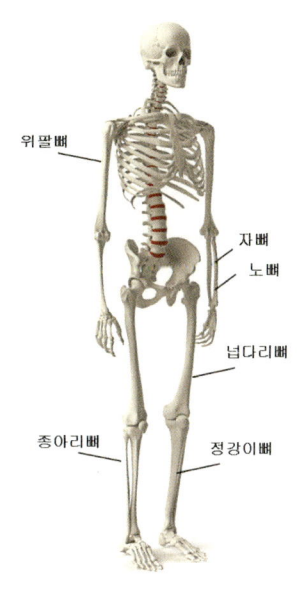

위팔뼈

자뼈
노뼈

넙다리뼈

종아리뼈   정강이뼈

〈그림 8〉 긴뼈

있다. 불량한 자세들이 장기간 지속되면 척추(몸통)의 형태가 변형되고, 골반은 틀어져 잘못된 자세로 변하기 때문에 아주 매력적인 몸매를 과시하진 못한다.

필자는 외배엽형인 마른 체형의 학생을 상담한 적이 있다. 그는 척추가 약간 비틀어졌고 이로 인해 턱관절까지 비대칭하게 놓이게 되어 결국 치료방법으로 턱관절수술과 치아교정을 받았지만, 여전히 허리가 아프다며 고민을 털어놓았다. 평소 수업태도를 보니 항상 의자에 삐딱하게 앉은 자세가 문제였다. 해서 필자는 자세교정과 근육량을 늘리는 데 노력하라 말해 주었다. 1년이 지난 지금은 허리 통증이 없어졌다며 행복해한다.

⑩ 심혈관계가 약하지만 지구력은 좋다. 이 체형은 혈관의 수축과 이완이 느리게 작용하여 혈압이 낮다. 그리고 혈액순환이 잘 되지 않아 손발이 얼음처럼 차며, 더위보다는 추위를 많이 탄다. 또한, 혈액 속 헤모글로빈의 수치가 낮아 갑자기 일어설 경우 현기증을 종종 느끼는 약한 체질이다.

올해 봄 1학기 때 필자가 소속되어 있는 의과대학교에서 본과 1학년 학생들을 대상으로 혈액세포 조직학 실습을 하였다. 혈액 내 혈액세포들을 분석하기 위해서 각자의 피 한 방울이 필요했다. 조교들과 함께 피 한 방울씩을 슬라이드에 떨어뜨려야 했는데 일부 학생들에게서 혈액이 나오지 않아 수업 진행이 어렵게 되었다. 이 학생들은 외배엽형(마른 체형)으로 말초순환이 잘 되지 않아 모두 손이 차가웠다. 수축되어 있는 말초혈관에서 피가 잘 나오지 않았던 것이다. 결국 원활한 수업진행을 위해 더운물을 준비하였고, 이들 손을 더운물에 몇 분 동안 담갔다 꺼내 억지로 피를 짜면서 수업을 진행하였다.

외배엽형과 관련된 운동선수는 마라톤, 장거리육상에서 많이 볼 수 있으며, 이 체형은 소화기 계통 질환이 많으며, 불면증, 우울증 등에 걸릴 가능성이 높다.

[표 1] 체형별 신체적 특징

구분	내배엽형	중배엽형	외배엽형
특징	- 둥근 체형 - 소화기가 발달함. - 지방분포가 많음. - 영양 흡수율이 높음. - 쉽게 살이 찜. - 열이 많음. - 짧은 목 - 피부가 좋음.	- 역삼각형 체형 - 근육과 뼈가 발달 - 혈액순환이 좋음. - 영양흡수율은 보통 - 쉽게 근육이 붙음. - 열이 많음. - 굵은 목 - 아래턱 발달	- 일자형 체형 - 신경이 발달함. - 혈액순환 장애 - 영양 흡수율이 낮음. - 쉽게 마름. - 추위를 많이 탐. - 가냘픈 목 - 동안 얼굴

04. 체형별 성격 유형

체형별 신체적·외형적 특징에 대해 살펴보았다. 그렇다면, 체형별 성격 유형은 어떠하겠는가? 체형이 다르니 성격도 물론 다르다.

인간의 성격 유형은 일찍이 고대에서부터 시작되었다. 당시 신에게 희생될 제물을 바칠 때 기준이 되는 체형을 정하였고, 전쟁에서의 승패를 점치기 위해 분류되었던 체형들은 근대에 들어와서 성격이나 체질과 관련된 의학 등으로 확대되어 발전하였다.

체형과 관련된 성격 유형은 기원전 4세기경 의학의 아버지 히포크라테스(Hippocrates)가 분류한 다혈질, 임파질, 담즙질, 신경질 등의 4가지 체액론에서 출발하였다. 이후 크레치머(Kretchmer)에 의해 3가지 기질 유형인 비만 체형, 근육 체형, 마른 체형으로 분류된 바 있으며, 1942년에 이르러서는 쉘든이 인간의 체격을 유형화하기 위해 수많은 사람의 사진을 촬영하여 면밀히 검토한 후 3가지 배엽형인 내배엽형, 중배엽형, 외배엽형으로 분류하였다.

쉘든은 인간의 체형과 성격에 미치는 영향을 규명하고자 연구에

매진하였고, 연구로 얻은 결과들을 이론화시켜 완성하였다. 인간의 성격이 3가지 체형으로만 구분할 수 있는 과학적 근거는 없지만 그렇다고 아주 무시할 수 없다. 왜냐하면 배엽형의 성격 유형은 나름 설득력을 지니고 있기 때문이다. 하지만 몇몇 심리학자들은 인간의 성격 유형을 이 세 가지 배엽형에 의해 정확히 구분하는 것은 다소 무리가 있다는 이견도 제시한다.

그렇다면 오늘날 알려져 있는 혈액형별 성격 혹은 사상체질별 성격 유형은 어떠한가. 이 또한 과학적으로 증명되진 않았지만 여전히 많은 이들이 신뢰하고 있으며 사용하고 있다. 인간이 자라온 환경에 따라 그리고 유전에 의해 다소 차이가 있을 수 있지만 쉘든의 배엽형 이론도 큰 범주에서는 비슷한 성향들을 보여주고 있다. 그와 같은 맥락으로 해당 배엽형의 성격 유형들을 참고하기 바란다.

(1) 내배엽형(비만 체형) 성격 유형

① 외향성 성향을 가지고 있다. 이 체형은 명랑하고 사교적이며 유머가 많다. 항상 여유 있고 편한 생활을 즐기며, 먹는 것을 좋아하는 식도락가이다.

이런 이유로 직장에서 업무가 끝나면 회식자리를 즐기는 등 사람들과 사귀는 것을 좋아한다. 유머를 좋아하기 때문에 재미있는 이야기를 잘하며 사교장에서 말을 잘하고 사람들과 쉽게 친해진다.

② 새로운 일을 진행하고자 할 때에 도전하는 것을 귀찮아하며 주로 안주하고자 한다. 또한, 잠이 많으며 머리만 놓으면 쉽게 잠이 든다.

③ 우호적이며 관용적이다. 주변 사람들이 실수나 싸움을 했을 때

우호적이고 관용적이기 때문에 친구나 가까운 지인들이 실수를 하더라도 용서를 잘 해준다.

④ 남이 도움을 청할 때는 자신의 일처럼 도와준다.

⑤ 어려운 처지에 놓이거나 힘든 일이 생길 때 주변 사람들과 의논하여 해결한다.

　노벨문학상을 받은 영국 총리 처칠이 내배엽형이라 여겨진다. 그는 제2차 세계대전이라는 위기 속에서도 평화롭게 승리를 이끈 지도자로 알려져 있다. 어린 시절 그는 좋아하는 과목인 문학과 역사에만 관심을 가졌을 뿐 그 외의 과목은 거의 낙제에 가까웠다고 한다. 게다가 납득이 가지 않는 부분에 대해서는 절대 굴복하지 않는 성격이었다. 그러나 그는 낙천적인 성격과 긍정적 마인드의 소유자였다. 자기의 말이나 지시가 잘못 전달되지 않도록 항시 간결하고 정확한 말을 좋아하였으며, 어려운 표현이나 관료적인 말주변을 무엇보다 싫어하여 지시는 반드시 문서로 하였다.

　또한, 처칠은 주변 사람들의 말을 귀담아듣는 이였다. 그의 비서에 의하면 처칠은 자상하고 주위를 잘 챙겼다고 한다. 그의 언변은 항상 사람들의 마음을 움직이게 했으며, 유머감각도 뛰어났다. 사람을 차별하지 않았으며, 알고자 하는 것은 직접 확인하고, 현장에 있는 인부들과 이야기하기를 아주 즐겨 했다고 한다.

(2) 중배엽형(근육 체형) 성격 유형

① 외향성으로 내배엽형과 마찬가지로 활동적이다.

② 모험을 즐긴다. 새로운 일에 대한 두려움보다는 용기와 모험을 즐기는 성격이다. 특히, 운동을 좋아하여 운동할 때 몰입하는 경향이 있다.

③ 직선적인 성격이다. 매사에 적극적이며 주저하거나 부끄러움이 없는 성격이기에 말을 돌려서 하지 못한다.

④ 곤란한 일이 생기면 직접 나서서 해결한다. 이 체형은 어려운 일에 부딪쳤을 때 직접 나서서 해결하고자 하는 행동파이다.

⑤ 기분이 상할 때는 화부터 낸다. 몸에 근육이 발달된 체형이다 보니 항상 에너지가 넘치고 쉽게 지치지 않는 체형이다.

흥분을 하면 창의적으로 머리를 회전하지 못하고 몸이 먼저 움직이기 때문에 나중에 후회하는 경향이 많다. 예를 들면, 부당한 대우를 받거나 누군가와 다퉈 기분이 상하는 일이 발생하면 욱하는 성격과 더불어 주먹이 먼저 나가기도 한다.

⑥ 남의 말을 귀담아듣지 않는다. 자신이 세운 계획이 옳다고 생각하면 앞뒤 가리지 않고 밀어붙이는 경향이 있으며, 남의 말을 귀담아듣지 않아 다소 고지식한 면을 가지고 있다. 원시시대에 살았던 중배엽형은 사냥하러 나갈 때 제일 먼저 앞장서서 사냥감을 구하러 갔을 것이다.

⑦ 의지가 강하다. 구체적인 현실을 보기보다 가능성을 추구한다. 상상력이 풍부하고 추상적이며, 미래지향적인 경향을 보이기 때문에 목표가 정해지면 달성하고자 하는 의지가 강하다.

칭기즈칸은 전형적인 중배엽형이라 생각된다. 그는 키와 골격이 크며, 성격은 세계를 정복할 만큼 매우 용감하였다. 어린 시절 엄청난 고통과 가혹하기 짝이 없는 시련을 겪었음에도 불구하고 잘 견디고 이겨낸 인내력의 소유자로 알려져 있다. 전쟁터에 나갈 때면 언제나 앞장서서 길을 여는 리더로 유명하였고, 자신의 민족을 배신하면 용서하지 않았다. 하지만 충성을 맹세한 백성과는 끝까지 함께하는 의리파였다고 기록되어 있다.

(3) 외배엽형(마른 체형) 성격 유형

① 내향적인 성향을 보인다. 시끄러운 환경을 싫어하며, 혼자 있는 것을 좋아하고 혼자서 하는 취미활동을 선호한다.

② 예민하다. 두뇌가 매우 우수하여 이해가 빠르지만, 신경이 매우 날카롭고 예민하기 때문에 잠을 푹 자지 못한다.

③ 동작이 크지 않고 항상 조심성이 많기 때문에 어떤 일을 추진할 때 신중하고 치밀하게 계획을 세우고 검토한 후에 진행한다. 몸의 근육량이 적기 때문에 행동표현도 작다.

만약 외배엽형과 중배엽형이 부딪친다고 생각해 보자. 행동이 빠른 것이 나을까, 아님 신중하게 준비한 후 행동으로 옮기는 것이 나을까? 이 질문에 대한 예로 유비와 관우가 싸울 때 누가 이길까를 상상해보자. 육체적 측면에서 봤을 때는 중배엽형이 우세하겠지만, 이성적이고 논리적인 측면에서는 외배엽형이 두뇌가 우수하기 때문에 더 우세할 수도 있다.

④ 감정표현을 잘 드러내지 않는다. 예를 들면, 재미난 이야기를 들어도 크게 소리 내어 잘 웃지 않는다. 또한, 농담과 진담의 구분을 잘하지 못한다. 농담을 할 때 외배엽형에게는 조심하는 게 좋다. 농담을 그대로 믿어 버리는 경향이 있어서 쉽게 상처를 받는다.

⑤ 어렵고 힘들 때 은둔 생활을 한다. 또한, 이 체형은 어렵고 힘든 일을 겪게 되면 회피하고 혼자서 칩거하는 경향이 있다.

⑥ 주변에 관심이 없다. 주변 사람들이 무엇을 하든지 무관심한 편이다. 화가 날 땐 큰 소리로 싸우는 것을 싫어하고 기분이 나빠도 그냥 삭히는 경우가 많다.

⑦ 비적극적이지만 꼼꼼하다. 이 체형은 일을 할 땐 적극적으로 나서지는 않지만 꼼꼼한 성격으로 일의 마무리가 정확하기 때문에 윗사람에게 신뢰를 받기도 한다.

간디는 전형적인 외배엽형인 것 같다. 그의 성격은 내향성으로 감수성이 예민하였으며 겁이 많고 소심하였다. 그러나 매사에 신중하였고 자제심이 강했다. 어린 시절 학교에서 딱 한 번 선생님에게 맞은 적이 있었는데, 체벌로 인해 아픈 것보다 정신적 상처가 더 커 엉엉 울었다고 한다. 이후 영국에서 유학생활을 한 후 그는 변호사가 되었다. 매우 똑똑한 수재였지만 수줍은 성격 때문에 법정에서 제대로 말 한마디를 하지 못하는 능력 없는 변호사로 알려졌다. 그러나 그는 자신과 자신의 민족이 다른 나라로부터 억울하게 차별대우를 받는 것에 울분을 토했다.

간디는 인도인을 대표하여 많은 자료를 준비하여 그 실상을 국제사회의 여론에 널리 알렸다. 그는 비폭력운동으로 민족 간의 타협과 화해를 이끌어 내고자 평화롭고 온건한 독립운동을 펼쳤다. 그 결과 인도는 자유를 되찾을 수 있었고, 간디는 인도 독립운동의 아버지라 불리고 있다.

[표 2] 체형별 성격 유형

구분	내배엽형	중배엽형	외배엽형
성격	- 외향성 - 사교적 - 관용적 - 먹는 것을 좋아함. - 애교가 많음. - 남을 잘 도와줌. - 유머러스함.	- 외향성 - 직선적 - 진취적 - 도전적 - 모험적 - 보수적 - 운동을 좋아함.	- 내향성 - 소심함. - 꼼꼼함. - 이해력이 뛰어남. - 감정 억제를 잘함. - 논리적 - 싸움을 싫어함.

05. 체형별 운동디자인

(1) 내배엽형(비만 체형) 운동 방법

내배엽형은 체중 감량이 우선시 되어야 한다.

하지만 지구력이 부족하기 때문에 한 가지 운동을 꾸준히 하지 못한다. 지방을 태워야 하는 유산소 운동은 최소 20분 이상을 해야 효과가 나타나므로, 운동 프로그램을 짤 때는 짧고 다양한 프로그램을 만드는 것이 도움이 될 것이다. 예를 들면, 자전거 10분, 걷기 10분, 다시 자전거 10분 등으로 나누어 총 30분 정도의 유산소 운동을 하면서 서서히 시간을 늘려 보자. 효과가 나타날 것이다.

근력 운동은 덤벨을 이용하거나 반복된 동작의 체조 등이 좋다. 이때 덤벨은 너무 무겁지 않은 부하로 선택하고, 체조는 반복된 동작을 여러 세트(set)로 구성하여 횟수를 점차 늘리도록 한다. 예를 들어, 약간 가벼운 무게의 덤벨을 가지고 반복된 동작을 실시, 근육이 점점 아프고 조이는 느낌이 올 때까지 수십 번 하는 것이 좋다.

스트레칭은 필수이다. 땀을 많이 흘리는 체형이기 때문에 운동 중간중간 수분공급을 자주 해야 운동 능력이 떨어지지 않는다. 주 5일 이상 운동을 해야 하며 최소 1시간 이상이어야 한다.

<주의>

이들 체형은 복부를 무겁고 하체가 약하다. 때문에 무리한 달리기는 관절에 좋지 않다. 내배엽체형들이 운동하는 것을 관찰해 보면, 공통된 특징이 있다. 흥미롭게도 모두 지구력이 없다. 몸에 에너지는 넘쳐 초반에 운동을 할 때는 무겁거나 힘들게 한다. 그러나 금방 지치고 힘들어하며, 운동수행동작에 비해 쉬는 시간이 길고 심지어 핸드폰이나 다른 행동으로 시간을 허비하기 일쑤이다. 때문에 운동시간은 길지만 운동동작은 짧기 때문에 그 효과가 잘 나타나지 않는다. 그래서 끈기를 가지고 흥미를 유발할 수 있도록 자신만의 운동법을 터득해야 할 것이다. 예를 들면, 부력이 좋은 체형이니 수영운동을 추천하고자 한다. 관절에 무리도 없을 뿐만 아니라 칼로리 소모도 크기 때문에 체중감량에 도움을 제공할 수 있을 것이다.

(2) 중배엽형(근육 체형) 운동 방법

중배엽형은 운동의 효과가 빠르게 나타나는 체형이다.

이 체형은 운동을 좋아하기 때문에 한 번 운동을 하면 몰입해서 한다. 상체가 발달되어 있기 때문에 조금만 가슴근육을 키워도 멋진 몸매로 보일 것이다. 그렇기 때문에 원하는 목표를 먼저 정하고 운동을 하는 것이 좋다. 예를 들면, 체중감량, 상체근육, 하체근육, 심폐지구력 등 자신이 원하는 대로 프로그램을 세우면 된다.

유연성 운동은 반드시 해야 한다. 유연성이 부족하기 하기 때문에 유연성을 키우는 데 효과가 있는 스트레칭에 주력해야 할 것이다. 근육은 뼈에 붙어 있으며, 수축과 이완으로 움직이는 기능을 가지고 있다. 그렇기 때문에 유연성 향상은 관절의 움직이는 범위를 더 넓게 사용해 주고 관절 쪽 혈액순환을 돕기 때문에 관절염에 걸릴 위험이 적다.

본 운동을 하고 난 후의 스트레칭은 근육 내 쌓여 있던 젖산 같은 노폐물들을 제거시키고 근육의 피로를 풀어주는 효과가 있기 때문에 필히 해야 한다.

이들 체형은 정적인 것보다는 동적인 동작을 좋아하는 경향이 많다. 때문에 정적인 스트레칭동작을 기피하는 경향이 있으며 근육이 뭉침이 자주 발생한다. 그러므로 스트레칭은 수시로 해주길 바란다. 운동 빈도와 시간은 주 3일 1시간 이내로 하면 된다.

<주의>

중배엽형은 모든 근육이 발달되어 있다. 특히 종아리근육의 발달로 아킬레스힘줄의 길이는 짧은 것이 특징이다. 때문에 쪼그려 앉기를 힘들어 한다. 한 번은 보디빌더처럼 근육이 발달된 후배가 있었는데, 이 친구가 스트레칭을 생략하고 신발밑창이 둥근 신발을 신고 달리기를 하다가 아킬레스힘줄이 끊어진 적이 있었다. 재활치료를 6개월 가량했고 지금은 여전히 건강한 몸매를 과시하고 있다. 따라서 중배엽형은 원하는 대로 운동을 하더라도 스트레칭과 같은 근육 이완의 운동을 수시로 자주 하도록 해야 할 것이다.

---

(3) 외배엽형(마른 체형) 운동 방법

예민한 체형이지만, 지구력이 좋다. 한 가지를 하면 끝까지 하려는 근성이 있다. 하지만 오랫동안 운동하는 것과 자주 운동하는 것은 좋지 않다. 만약 근육량을 늘리고자 한다면 체계적인 운동과 식이가 중요하다. 운동방법은 다음과 같다.

체중과 근육을 키우는 데 주력해야 한다.

운동시간은 짧게 해야 한다. 전체 운동시간이 40분 이내로 주 3일 하는 것이 좋다. 근육은 부하가 있는 웨이트 근력운동이 근육을 키우는 데 그 효과가 좋다.

명상, 요가, 그리고 단전호흡을 해보자.

만약 근육과 체중을 늘리기를 원하지 않는다면, 명상, 요가, 그리고 단전호흡을 해라. 예민한 신경을 진정시키는 효과가 있다. <그림 9>를 보고 자세를 만들어 보자. 그림에서처럼 1번과 2번 중 편안한 자세를 선택한다. 그리고는 얼굴은 앞을 바라보며 눈을 지그시 감고 입은 힘주지 말고 가볍게 다문다. 목과 등은 반듯이 펴고, 허리는 약간 앞쪽으로 당기고, 엉덩이는 약간 뒤로 빼면 안정된 자세가 된다.

<그림 9>의 1번 자세는 왼손이 아랫배 앞의 발 위에 손바닥을 위로 향하게 놓는다. 오른손은 그 위에 얹어 놓는다.

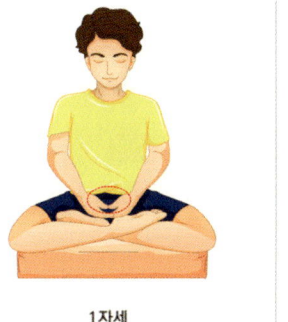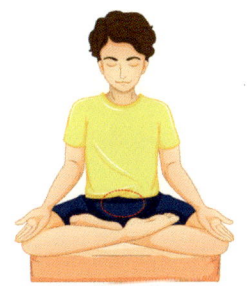

1자세   2자세

〈그림 9〉 명상 자세

<그림 9>의 2번 자세는 양손을 양 무릎 위에 편안히 손바닥을 위로 향하게 놓는다. 양어깨에 무리가 가지 않도록 편하게 놓고 손에 대해 크게 신경 쓰지 않도록 한다. 또한 얽매인 자세를 고수하기 보다는 스스로 편안하고 바른 자세로 앉는 것이 중요하다.

다음으론 호흡이다. 호흡은 숨을 들이마실 때 배가 불러오고 반대로 숨을 내쉬면 배가 들어간다. 자연스럽게 호흡을 하라. 이때 마음을 달랠 수 있는 잔잔하고 조용한 음악과 함께 명상을 한다면 더욱 효과가 좋다. 처음엔 5분 정도 시작하여 점차 시간을 늘려보자. 보통 명상 시간은 20분 정도이지만 꼭 시간을 지킬 필요는 없다.

요가는 긴장된 근육을 풀어주는 효과가 있기 때문에 예민한 사람에게 권장하는 체조법이다.

[표 3] 체형별 운동 방법 및 주의점

구분	내배엽형	중배엽형	외배엽형
운동 방법	- 유산소 운동(체중 감량) - 저강도의 근력 운동 - 체조 - 스트레칭 - 주 5일 - 1시간 이상	- 운동목표 설정 - 유연성 운동(스트레칭) - 주 3일 - 1시간 이내	- 근육량 비대 운동(보디빌딩) - 단거리 유산소 운동 - 적당한 스트레칭 - 명상, 요가 - 주 3일 - 40~50분 이내
주의점	- 운동 중간중간 충분한 휴 식 취할 것 - 관절 상해에 주의	- 한꺼번에 몰아서 운동 하지 말 것	- 매일 운동하지 말 것 - 장시간 운동하지 말 것

06. 체형별 식이디자인

체형에 맞는 음식으로 무엇을 먹고 또 무엇을 먹지 말아야 할 것인
가. 신경 쓰지 말고 대충 허기진 것만 채워야 할까, 아님 영양 상태
및 칼로리 등을 꼼꼼히 따져 봐야 할 것인가. 아마도 고민이 될 것이

다. 과거 한 끼 식사를 제대로 하지 못했던 보릿고개 시절과 달리 지금은 풍요로운 먹을거리와 함께 선택이 폭이 다양해졌다. 그중에서 같은 음식을 먹더라도 자신의 체형에 도움을 주는 것들을 알게 된다면 자신의 건강을 유지하는 데 유익한 도움이 될 것이다.

(1) 내배엽형(비만 체형)

지방이 많은 체형이다. 관리 소홀로 인한 대사증후에 쉽게 노출될 수 있다. 그러나 선천적으로 소화기가 발달하였고 쉽게 살이 찐다 하더라도 지속적으로 생활습관을 개선한다면 건강하게 살 수 있다. 따라서 꾸준한 노력으로 항상 일정하게 체중을 조절하고 관리하는 디자인이 필요하다.

① 탄수화물의 흡수가 느린 것을 먹어라

내배엽 체형은 탄수화물의 흡수가 빠른 것은 피해야 한다. 탄수화물은 우리 몸의 대사에 중요한 연료이다. 탄수화물은 식도를 거쳐 위에 들어오면 음식물이 위에서 위산과 소화효소와 섞여 건더기가 없는 미즙상태가 된다. 이후 소장으로 들어가고 포도당으로 분해되어 혈관을 통해 전신으로 이동하여 공급된다. 공급되고 남은 포도당은 간이나 근육에서 글리코겐이라는 단백질로 전환되어 저장된다.

그런데 탄수화물의 흡수가 빠르다고 알려진 당도 높은 음식(사탕, 설탕), 정제된 곡식(흰쌀, 흰밀가루) 등이 체내에서 들어오면 빠르게 흡수되어 간에서 미처 처리하지 못한다. 그러면 혈당의 수치가 급격히 오르게 되고 이때 인슐린 과잉 분비를 한다.

인슐린의 과잉분비로 혈당이 떨어지게 되면 다시 배가 고파서 또 먹게 되는 배고픔과 체중증가의 악순환이 계속된다. 때문에 철저하게 탄수화물의 흡수가 낮은 GI(Glycemic Index) 식품으로 관리하여야 한다.

[표 4]는 식품마다 포함되어 있는 당의 수치를 정리한 GI표이다. 낮은 GI 수치를 확인하여 당 흡수가 적은 식품을 선택하여 먹도록 하자. 체중감소에 효과적이다.

[표 4] GI(Glycemic Index) 수치표

GI 수치	식품
10~20	파래, 매생이, 미역, 다시마, 김, 녹미채(톳), 한천, 우뭇가사리, 녹차, 홍차, 시금치, 마요네즈, 간장, 식초, 땅콩, 캐슈너트(인도땅콩)
21~30	아몬드, 두유, 살구, 딸기, 죽순, 풋고추, 나도팽나무버섯, 부추, 콩나물, 샐러드채, 쑥갓, 가지, 양송이, 곤약, 피망, 여주, 샐러리, 무순, 오이, 청경채, 양상추, 양배추, 양파, 아스파라거스, 토마토, 표고버섯, 송이버섯, 목이버섯, 팽이버섯, 대파, 생강, 소송채, 브로콜리, 강낭콩, 플레인 요구르트, 저지방우유, 우유, 달걀
31~40	비지, 된장, 청국장, 콩, 연근, 감, 배, 사과, 자몽, 키위, 오렌지, 자두, 귤, 레몬, 블루베리, 생크림, 크림치즈, 드링크요구르트, 마가린, 가공치즈, 대구, 고등어, 꽁치, 말린 멸치, 연어알, 모시조개, 참치, 전갱이, 붕장어, 오징어, 낙지, 대구, 명란, 새우
41~50	두부부침, 팥, 완두콩, 유부, 두부, 카레, 젤리, 천연과즙주스, 코코아, 고추냉이, 참치통조림, 소고기, 햄, 돼지고기, 소시지, 닭고기, 오리고기, 양고기, 굴, 바지락, 전복, 장어구이, 대합, 마늘, 우엉, 보리, 현미죽, 중화면, 통밀빵, 멜론, 복숭아
51~60	구운 어묵, 찐 어묵, 포테이토칩, 흰죽, 메밀국수, 호밀빵, 밀가루, 은행, 은행, 고구마, 바나나, 건포도
61~70	파스타, 현미+정백미, 참마, 호박, 토란, 아이스크림, 카스텔라, 파인애플, 황도통조림
70~80	쿠키, 핫케이크, 팥빵, 콘플레이크, 당근, 산마, 옥수수, 후추, 메이플시럽, 마카로니
81~90	얼음과자, 식빵, 바게트
100 이상	백설탕, 맥아당

② 지방 섭취는 조금만 해라

이들 체형은 혈중 콜레스테롤이 높기 때문에 지방섭취를 제한하는 것이 좋다. 콜레스테롤이라 하여 다 나쁜 것은 아니다. 인체 내 콜레스테롤은 호르몬과 세포막을 구성하기 때문에 필요한 영양소이다. 간에서 담즙을 생성하는 데 이것의 주된 성분이 콜레스테롤이다. 즉, 간에서 만들어져 다시 소장을 거쳐 흡수된다. 하지만 음식을 통해 들어온 콜레스테롤과 합쳐진다면 그 수치는 더 올라가게 되며, 결국 혈관질환 혹은 심장질환에 잘 걸린다. 이러한 이유로 혈중 콜레스테롤이 높은 내배엽형은 콜레스테롤을 몸 밖으로 내보내야 그 수치가 떨어진다.

③ 야채를 먹어라

식이섬유가 많은 야채나 나물 등은 혈중 콜레스테롤을 낮추는 효과가 있다. 콜레스테롤의 대부분을 소장 끝에서(대장과 만나는 지점) 흡수하느냐, 아니며 대변으로 나가느냐의 기로에 있을 때 식이섬유가 콜레스테롤의 흡수를 방해하고 대변으로 배출되도록 돕기 때문에 식이섬유가 많은 음식을 권하고 있다.

그러므로 식이섬유가 많으면 콜레스테롤이 더 많이 빠져나오게 되지만, 식이섬유가 적게 되면 콜레스테롤은 오히려 더 많이 쌓이게 될 것이다.

④ 음식을 천천히 먹어라

이들 체형은 음식을 잘 씹지 않고 빠르게 넘기는 경향이 있다. 포만감을 최소 20분 이상 지나야 느낀다.

위는 3겹의 근육층으로 되어 있다. 수축되어 있는 근육이 서서히 이완되면서 뇌에서 포만감 중추를 자극하게 되면 배가 부르다는 신호를 보낸다. 그러면 자연스럽게 숟가락을 놓게 된다.

하지만 **빠른** 식사시간은 포만감을 느끼지 못하게 되고 많은 양의 식사와 디저트까지 먹어 치우는 결과를 낳는다. 따라서 식사시간을 좀 더 여유롭게 즐기고 천천히 씹는 습관을 가져보길 바란다.

⑤ 칼로리가 높은 정크푸드(junk food)는 피하라

체중감량에 있어서 고칼로리 식품은 피하는 것은 당연하다. 때문에 인스턴트, 햄버거, 피자, 탄산음료와 같은 정크푸드는 가급적 피해야 한다.

(2) 중배엽형(근육 체형)

근육과 **뼈가** 발달한 중배엽형이라도 중년이 되면 혈중 콜레스테롤은 높게 나타난다. 또한 좋은 몸매를 가졌지만 관리를 소홀하게 되면 심각한 복부비만이 될 수 있다. 다른 체형보다도 운동 효과가 빠르게 나타나므로 지속적으로 멋진 근육을 유지하는 디자인이 필요하다.

① 복합탄수화물을 먹어라

중배엽형은 복합탄수화물에 신경을 써야 한다. 복합탄수화물은 비타민과 무기질이 함께 들어 있으며 식이섬유가 풍부하다. 종류로는 현미, 통밀, 감자 등이 있다.

② 단백질을 먹어라

단백질은 아미노산으로 이루어져 탄수화물 다음으로 에너지를 낼 수 있으며 탄수화물보다 더 오랫동안 사용할 수 있는 에너지원이다. 때문에 많은 근육량을 유지하기 위해서 식물성과 동물성단백질의 균형을 잘 유지하여 섭취하는 것이 좋다. 동물성단백질의 종류로는 붉은색 육류가 좋다. 붉은색 육류는 테스토스테론을 적정수준으로 유지하는 데 필요한 아연이 함유되어 있기 때문이다. 아연이 풍부한 식품은 굴, 조개, 돼지고기, 오리고기 등이 있다.

식물성단백질의 종류로는 두부, 두유, 된장 등의 콩 식품이 있다.

③ 불포화지방을 먹어라

포화지방의 섭취는 줄여야 할 것이다. 포화지방은 실내에서도 굳어 있는 지방을 말하며, 불포화지방은 추운 곳에서도 굳지 않는 기름이다. 그러므로 굳는 기름은 인체에서 동맥경화와 같은 심혈관질환의 원인이 될 수 있다. 포화지방의 종류로는 고기에서 나오는 기름, 버터 등이 있다.

포화지방의 생화학적 구조가 탄소에 수소가 붙기 때문에 굳는 것이다. 건강을 위해서 많은 사람들이 포화지방을 기피하고 있으며 식물성기름을 선호하고 있다.

식물성 지방이라도 가공한 지방은 안 된다. 예를 들면 식물성 마가린과 쇼트닝은 어떤가? 식물성기름을 굳게 하기 위해서 수소를 인위적으로 붙인 트랜스지방이다. 말 그대로 지방의 성질을 바꾼 것이다. 성질이 바뀐 마가린은 체내 필수지방산의 기능을 방해한다. 또한 혈중 콜레스테롤을 높이고 체내 염증반응도 높이기 때문에 건강에는 더욱 해를 끼칠 것이다.

인체 내 들어온 트랜스지방은 그 양이 적든 많든 한 번 들어오면 밖으로 배출시키지 못한다. 그대로 체내에 쌓인다. 현재까지는 이를 배출시키는 방법이 따로 없기 때문에 가급적 먹지 않는 것이 좋으며 부득이 먹어야 한다면 아주 소량만 먹도록 하라.

(3) 외배엽형(마른 체형)

외배엽형은 마른 체형이기 때문에 몸에 저장된 영양소가 부족하다. 따라서 다양한 영양소를 먹어야 한다. 또한 멋지고 자신감 넘치는 몸매를 원한다면 체중과 근육량 증가를 목표로 디자인해야 한다. 만약 체중을 늘리는 것을 원치 않는다면 중배엽 식이디자인을 따르면 된다.

① 탄수화물의 흡수가 빠른 것을 먹어라

이들 체형은 내배엽형과 반대로 탄수화물의 흡수가 빠른 것을 먹어야 몸에 에너지로 활용할 수 있다. 앞의 [표 4]를 참고하여 GI 수치가 높은 식품으로 선택하여 섭취하길 바란다. 단, 체중과 근육량을 늘리고자 하는 경우에만 해당된다. 철저한 식사조절과 운동을 병행해야만 한다. 하지만 체중증가를 원하지 않을 경우는 GI 수치 중간 정도에 해당되는 식품을 선택하여 섭취해라.

② 하루에 다섯 끼의 식사를 하라

하루 3끼보다 많은 5끼 식사를 하는 것이 체중을 늘리는 데 도움이 된다. 하루 5끼 식사가 어려우면 2시간 간격으로 간식을 먹는 것도 좋겠다. 특히 살이 잘 찌지 않는 체형이기 때문에 절대로 식사를 거르면 안 된다. 반드시 자주 식사를 하여 멋지고 건강한 몸을 만들어라.

③ 단백질을 섭취하라

탄수화물과 단백질의 비율은 2:1이 좋다. 근육을 키우는 중이라면 단백질의 양을 더 많이 늘려야 한다. 중배엽형의 단백질 섭취를 참고하길 바란다.

④ 적당한 지방을 섭취하라

마른 체형이기에 적당한 지방섭취는 괜찮다. 단, 트랜스지방은 안 된다. 왜냐하면 마른 체형이라 하더라도 혈중 콜레스테롤이 낮은 것은 아니기 때문이다. 최근 연구 동향을 보면 성인 가운데 마른 체형이라 하더라도 높은 혈중 콜레스테롤과 내장지방이 쌓여 있음이 보고된 바 있다. 따라서 운동과 식이조절은 필요하다.

⑤ 열을 내는 식품을 섭취하라

마른 체형은 몸에 열이 없어서 겨울엔 추위를 많이 탄다. 때문에 고추, 마늘, 양파, 홍삼 같은 식품이 몸에 열을 생산하는 데 도움을 줄 수 있다.

[표 5] 체형별 식이요법 및 주의점

구분	내배엽형	중배엽형	외배엽형
식이 요법	- 탄수화물 흡수 낮은 식품 (현미, 통밀) - 순수단백질(콩) - 야채 & 나물 - 필수지방산(견과류)	- 복합탄수화물 섭취 - 순수단백질 - 야채 & 과일 - 불포화지방 섭취 (오메가3: 생선)	- 탄수화물 흡수 높은 식 품(흰쌀, 흰밀가루) - 단백질 - 적당한 지방 섭취 - 5끼 식사(1일)
주의점	- 고지방콜레스테롤 제한 (고기, 버터) - 정크푸드 제한 (햄버거, 피자 등) - 나트륨 제한	- 포화지방 주의	- 끼니를 절대 거르지 말 것

[표 6] 자신의 체형에 맞는 헬스디자인 작성표 사례

이름	오○○(46세)	체형	중배엽형	성별	남성
현재 건강상태			**희망 건강상태**		
혈중콜레스테롤이 약간 높음, 배가 약간 나와 있음.			혈중콜레스테롤 낮추기, 뱃살 빼기, 허벅지 근육 만들기		
나에게 알맞은 식이디자인					
1. 음주량 줄이기(소주 반병) 2. 고지방식이 줄이기 3. 균형 잡힌 영양식으로 규칙적으로 하루 3끼 먹기					
나에게 알맞은 운동디자인					
운동의 종류는?			학교운동장 10바퀴 걷기, 공원 내 다리운동기구		
운동의 시간은?			50분(3km 걷기, 스트레칭, 다리 기구-20번)		
일주일에 몇 번 할 것인가?			일주일에 3번 정도(화, 목, 일)		
언제부터 할 것인가?			이번 주 일요일부터		

[표 6]의 사례를 참고하여 자신의 체형에 맞는 헬스디자인을 [표 7]에 직접 작성해 보자.

[표 7] 자신의 체형에 맞는 헬스디자인 시트지

이름		체형		성별	

현재 건강상태	희망 건강상태

나에게 알맞은 식이디자인

나에게 알맞은 운동디자인	
운동의 종류는?	
운동의 시간은?	
일주일에 몇 번 할 것인가?	
언제부터 할 것인가?	

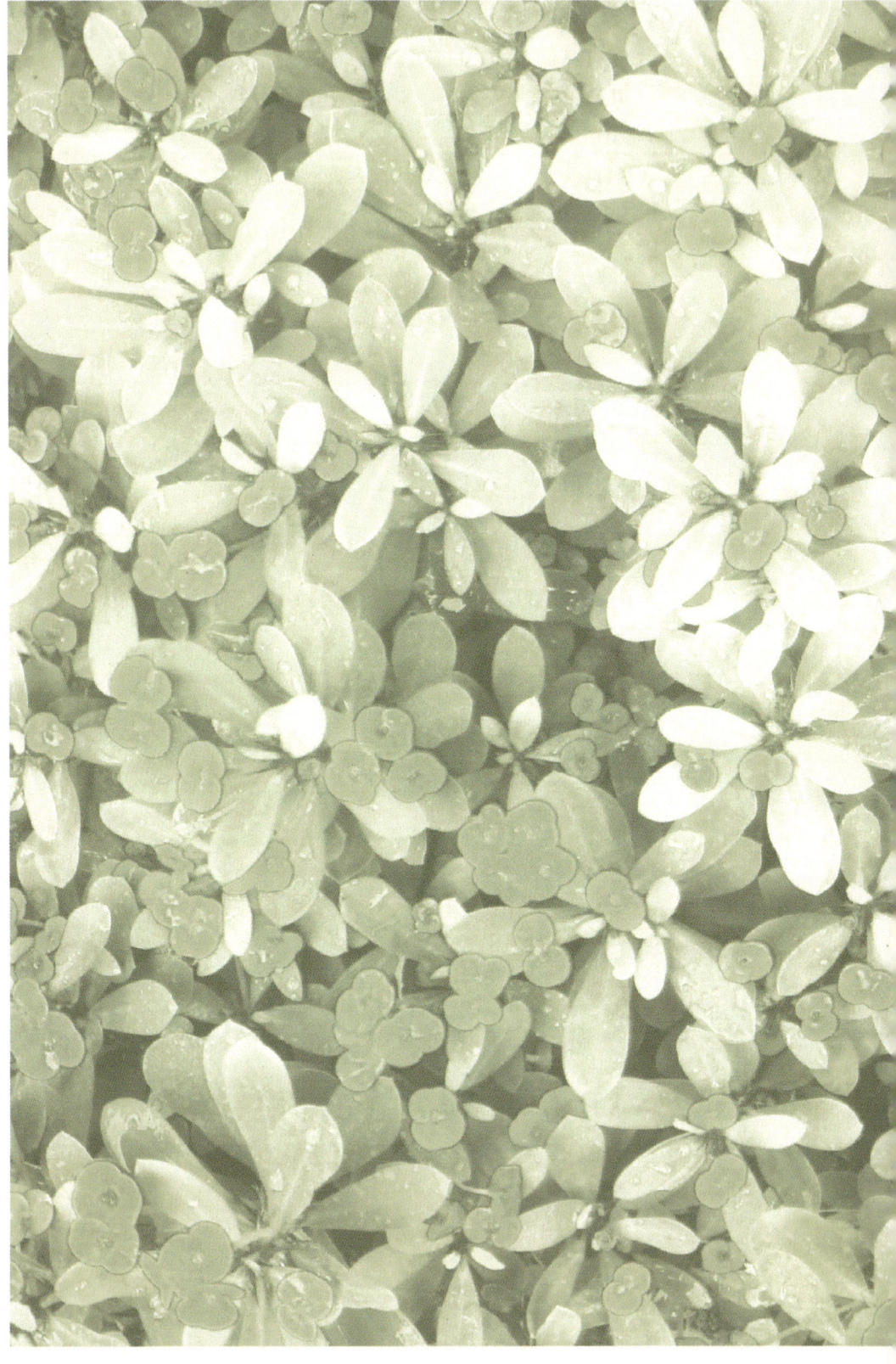

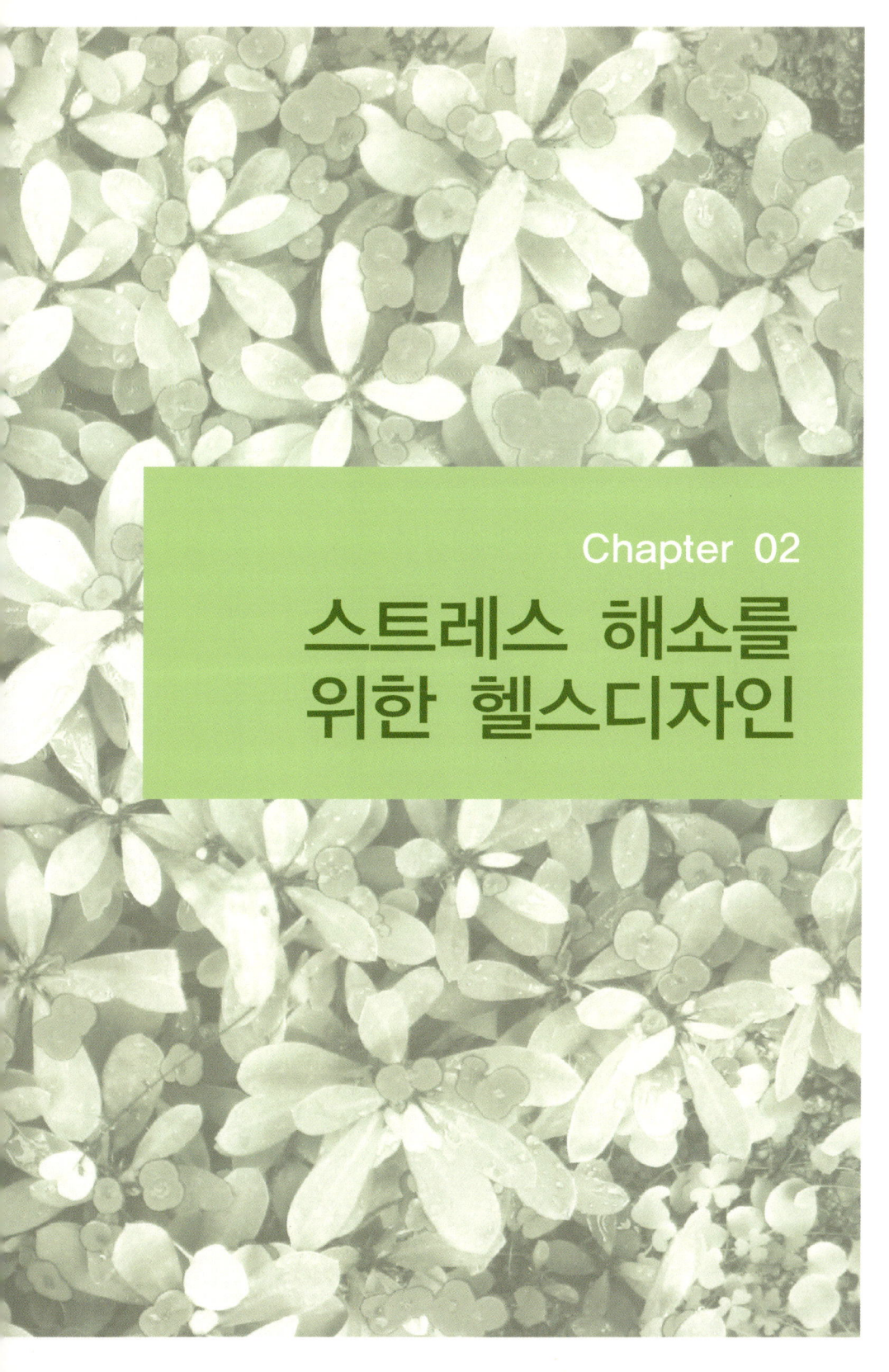

Chapter 02

스트레스 해소를
위한 헬스디자인

기분이 나쁘거나 일이 지치고 힘들 때 우리는 스트레스를 받고 있다고 생각한다. 스트레스를 해소하기 위한 방법은 사람마다 각기 다르다. 따라서 스트레스 종류와 강도에 따라 해소하는 방법도 다르게 해야 한다. 주변 사람들은 필자가 남들과 다른 독특한 방법으로 스트레스를 해결할 것이 생각하고 방법을 궁금해 한다. 하지만 필자 역시 평범하다. 특별한 장소 특별한 음식 특별한 도구 없이 남들과 똑같은 방법으로 해소를 한다. 어떻게? 한 예로 가벼운 스트레스는 음주가무로 해결한다. 즉 단순히 과도한 업무로 일이 많았을 때는 일을 마무리한 후 좋아하는 친구들과 함께 약간의 알코올과 땀이 나도록 노래와 춤을 추면 몸이 개운해지고 밤에 잠도 잘 온다. 여기에는 반드시 과음을 하지 않는 무언의 약속도 포함되어 있다.

잠자기 직전에는 깊은 호흡법과 함께 행복한 명상을 하다 보면 나도 모르는 사이에 잠이 들곤 한다. 이처럼 다양한 방법으로 상황에 맞게 적용하면 나름 해소가 된다. 여러분은 어떠한가?

스트레스에 대해 자세히 알아보고 자신에게 맞는 스트레스 대처방법을 디자인해 보도록 하자.

01. 스트레스란 무엇인가?

캐나다 내분비학자 셀리(Hans Selye) 박사가 물리학에 쓰이던 "스트레스(stress)"라는 용어를 처음으로 의학에 접목하였다. 즉, 어떤 자극이 인체에 가해졌을 때 반응하는 것을 "스트레스 받는다"고 한다.

그럼 스트레스는 인체에 어떤 영향을 줄까? 이미 방송, 신문, 잡지 등을 통해 알려진 것처럼 스트레스는 만병의 근원임을 알고 있을 것이다. 그렇다. 심각한 질병의 원인인 만큼 스트레스는 인체에 나쁘게 작용한다. 하지만 인간은 스트레스를 안 받고 살수는 없기에 정면으로 부딪치는 수밖에 없다. 어쩌면 우리가 살아 있는 동안에 늘 함께 따라다닐 것이다. 그렇다면 매일 겪어야 하는 스트레스 해소를 위한 대처방법은 무엇인가?

우리는 건강을 위해 스트레스를 받지 말라 혹은 피하라라고 한다. 어떻게 그럴 수 있을까? 그건 스트레스에 대해 이해를 한다면 가능하다. 대부분 스트레스라는 단어를 들으면 부정적인 생각이 앞선다. 그만큼 우리 일상생활에서 부정적으로 자리 잡았기 때문이다. 하지만 스트레스라고 해서 다 나쁜 것만은 아니다. 좋은 것도 있다.

스트레스의 종류에는 2가지가 있다. 디스트레스(distress, 불쾌한 스트레스)와 유스트레스(eustress, 유쾌한 스트레스)이다. 디스트레스는 단어만 봐도 알 수 있듯이 인체에 나쁜 영향을 주는 스트레스이고, 유스트레스는 인체에 긍정적으로 작용하여 즐겁고 유익한 스트레스이다.

미국의 심리학자 라자러스(Lazarus) 등은 같은 자극이라도 사람마다 성격과 대처 방법에 따라 부정적 혹은 긍정적으로 스트레스를 받는다고 말했다.

우리는 스트레스를 안 받고 살 수는 없다. 어차피 불쾌한 스트레스를 받게 되는 것이라면 그것을 이해하고 적절히 조절하여 관리를 통해 불쾌한 스트레스로 인한 피해는 줄일 수 있도록 해야 한다.

02. 질병의 원인이 스트레스일까?

우리는 화가 나면 심장이 두근거리고 혈압이 올라가며 얼굴이 화끈거린다. 왜일까? 그것은 우리 몸에 있는 부신(adrenal gland)이 작동했기 때문이다. 부신은 양쪽 콩팥(신장, kidney)위에 각각 놓여 있는 고깔모양의 내분비기관이다(<그림 10> 참고).

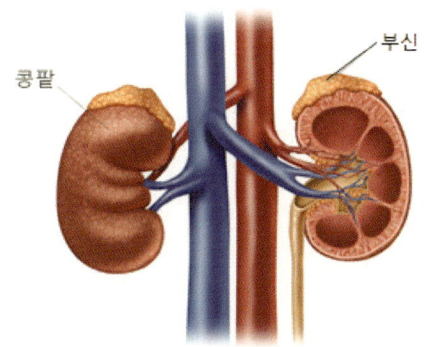

〈그림 10〉 부신의 해부학적 위치

우리가 갑작스런 스트레스를 받으면 이를 해결하기 위해 부신에서 호르몬들이 분비된다. 호르몬에 의해 가슴이 두근거리며 혈압이 올라간다. 몸에 있는 잔털이 서고, 입이 마르고 눈동자의 동공이 커지며,

전신에 땀이 난다. 이는 자율신경계인 교감신경의 활동 때문에 나타나는 현상이다.

길에서 강도와 여학생이 정면으로 부딪치는 상황을 연상해보자. 여학생은 강도와 싸우거나 아니면 도망쳐야 한다. 전투와 도망의 기로에 선 여학생은 어느 쪽을 선택하더라도 몸을 많이 움직여야 할 것이다. 이때 부신이 작용하여 몸을 당장 움직일 수 있도록 준비를 한다. 즉 필요한 곳으로 많은 양의 혈액을 보낸다.

비상사태를 맞게 되면 인체는 자극(스트레스)에 의해 자신이 의식하지 않아도 교감신경 작용이 먼저 작동하여 자연스럽게 긴장상태로 만든다. 그 예로 심장과 폐, 근육에 많은 피를 보내기 위해서 소화계와 비뇨계로 보내는 피의 양을 줄인다. 그러면 근육과 심장에 더 많은 피가 몰리게 된다. 피를 공급하기 위해서는 심장 박동 수와 혈압이 올라간다. 올라간 혈압은 인체의 연료인 포도당과 산소를 운반하고 호흡수를 늘려준다. 이때 혈당도 올라간다.

우리는 교감신경의 자극을 받으면 몸이 긴장을 하지만, 10분 내로 부교감신경이 다시 활동을 하기 때문에 몸의 상태는 원래의 상태로 되돌아온다. 이렇게 나타나는 변화는 인체 스스로가 이기고자 하는 내성과 면역력을 증진시키게 하는 유쾌한 스트레스가 된다. 운동도 스트레스가 된다. 평소 똑같은 업무를 하더라도 운동으로 단련된 사람은 육체적으로 힘들어 하지 않는 것도 이러한 현상 때문이다.

혹시 미꾸라지 양어장에 메기 한 마리를 넣는 이유를 아는가? 양어장 사장은 미꾸라지를 잘 키워서 많은 돈을 벌고자 하였다. 그래서 그는 미꾸라지 양어장에 풍부한 먹이와 천적도 없는 최상의 조건으로 미꾸라지를 키웠다. 그런데 이상하게도 미꾸라지들은 비늘에 윤기가 없고 힘없이 죽는 것이다.

왜 이런 일이 생기는 걸까? 양어장 사장은 한참을 고민하다가 혹시 너무 편해서 그런가? 라는 생각을 하게 되었고 약간의 스트레스를 준다면? 이라는 마지막 희망을 걸고 미꾸라지 천적인 메기 한 마리를 풀어 넣었다.

그러자 미꾸라지들은 메기에게 잡혀 먹히지 않으려고 열심히 도망 다니기 시작했다. 결국 힘없고 약한 미꾸라지들은 메기에게 잡혀 먹혔지만 살아남은 미꾸라지들은 비늘에 윤기가 다시 살아났고 팔딱팔딱 힘이 넘치는 건강한 미꾸라지가 되었다.

양어장 사장은 천적 한 마리로 많은 돈을 벌게 되었다. 여기서 한 가지 사실을 알게 되었다. 그것은 살아가는 데 있어서 너무 자극이 없어도 문제가 된다는 것이다. 즉, 적당히 스트레스를 받으면 외부 자극에 잘 대처하는 능력도 좋아진다는 것이다.

우리는 경쟁사회에서 도태되지 않기 위해 머리와 몸을 아끼지 않고 열심히 일을 하고 있다. 그러다 보니 자연히 몸의 피로가 느껴지게 마련이다. 가끔 사람들은 돈 걱정 없이 편하게 살았으면 좋겠다고 생각하지만 이러한 삶은 곧 잘못된 생각이라 여겨질 것이다.

이○○ 씨는 부자인 부모덕에 부유한 어린 시절을 보내고 미국유학도 다녀왔다. 결혼은 했었지만 3년 만에 이혼을 했다. 그런데 필자가 놀란 사실이 있다. 그것은 이 씨가 태어나서 한 번도 돈을 벌어 본 적이 없다는 것이다. 한국에서 살지만 장마철과 겨울에는 관절이 아프기 때문에 하와이에서 산다.

당시 그의 나이 58세임에도 불구하고 70세 노인 같은 모습으로 보였으며, 항상 기운이 없어 보였다. 힘든 일은 해본 적이 없었기 때문에 뭐든지 하려고 하는 의지가 없었다. 그 사람에게서 어떠한 에너지 혹은 열정 등은 안타깝게도 느끼지 못했다.

이 씨의 하루 일과는 백화점에 가서 사람을 구경하고 식사하는 것이다. 이렇게 생활한 지 25년이 되었다고 했다. 여러분이 보기에 과연 행복해 보이는가?

사실 우리는 육체적으로 정신적으로 피곤함을 느껴야 건강을 유지하거나 생의 마감으로부터 이겨 낼 수 있다. 다시 말해 피로는 "현재 당신의 몸이 힘든 상태이니 더 이상 일을 하면 건강에 문제가 생길 거야'라는 경보음을 울리는 것이다. 그래서 우리는 하루 동안 일하고 지친 두뇌와 몸을 쉬게 하여야 한다. 그것은 바로 밤에 잠을 푹 자게 하는 것이다.

스트레스를 오랜 기간 동안 해소하지 못하면 인체는 질병에 걸린다. 예를 들면, 부신은 스트레스로 인하여 호르몬을 과하게 분비한다. 이로 인해 부신은 부담을 받는다. 결국 약해진 부신으로 호르몬분비 능력이 불균형상태가 되어 소화계, 생식계, 면역계의 기능들이 약해져 건강에 이상이 생기는 것이다.

부신 스트레스 증후군(adrenal stress syndrome)이 있다. 부신은 인체의 여러 기능에 중요한 역할을 하며, 인체의 스트레스를 조절하는 기관이다. 하지만 스트레스로 인해 손상 받을 수도 있다.

부신 스트레스 증후군은 질병이 아니지만 부신의 특정 호르몬이 그 기능을 제대로 할 수 없는 상태를 의미한다. 부신은 인체에 많은 기능을 담당하고 있기 때문에 어떤 문제가 발생하면 다양한 증상들이 나타나게 된다. 피로감, 어지럼증, 심한 감정의 기복, 불안과 초조, 관절의 통증, 알레르기, 소화장애, 천식, 두근거림, 요통, 두통, 발기부

전, 장염, 가슴통증, 떨림 등의 현상이 부신의 이상으로 나타나는 것들이다. 만약 무기력할 정도로 피곤하거나 힘이 없어 일을 할 수 없거나 잠을 잘 수 없다면 부신 스트레스 증후군을 의심해야 한다.

셀리 박사는 불쾌한 스트레스로 장기간 노출되면 인체는 위궤양, 가슴샘(흉선, thymus)의 위축, 부신의 비대와 같은 현상이 나타난다 하였고, 그중 부신의 비대는 스트레스를 극복하기 위해 커진다고 하였다. 부신에서 나오는 코티졸은 혈류를 타고 뇌로 들어가면 뇌에서 식이 섭취를 담당하는 뉴로펩타이드 Y, 도파민 같은 물질들을 자극시켜 왕성한 식욕으로 폭식을 하게 만든다. 결국 스트레스로 장기간 코티졸에 노출되면 간을 자극하여 지방생성이 늘게 되어 비만이 생기는 원인이 된다.

호주 시드니 가번 의학연구소의 발표에 의하면, 인체는 스트레스를 받는 동안 신경세포가 평소보다 많은 양의 뉴로펩타이드 Y 호르몬을 분비한다고 한다. 이 호르몬은 혈액으로 들어가 면역세포가 잡아먹는 병원균을 찾아 파괴하는 기능을 못 하도록 방해한다.

때문에 인체는 면역체계가 떨어져 병에 쉽게 걸린다. 즉 감기, 우울증, 암, 류머티스 관절염, 다발성 경화증, 당뇨병, 루푸스 등의 질병이 나타나는 것이다.

스트레스를 많이 받는 현대인들은 충분한 휴식과 생활습관개선으로 스트레스를 줄여야 하는 노력을 해야 한다. 현재 많은 연구진도 스트레스에 대한 많은 관심을 가지고 있으며 이를 해결하기 위한 대처 방안에 촉각을 세우고 있다.

그렇다면 불쾌한 스트레스를 어떻게 해야 극복할 수 있을 것인가? 불행하게도 완전히 없앨 수는 없다. 그러나 스트레스의 원인이 무엇인지를 파악하고 해결하도록 노력한다면 스트레스로 인한 질병을 예방할 수 있을 것이다.

03. 나의 스트레스 점수는?

우리는 학교, 직장, 그리고 가정에서 스트레스를 주로 받는다. 어쩌면 우리가 살고 있는 그 자체가 스트레스일지도 모른다. 스트레스를 받으면서 정신적 육체적으로 받는 압박과 위협으로 힘들게 사는 것은 일상적인 일이다. 하지만 반대로 문제를 해결하고 빠르게 대처하는 융통성을 발휘하여 스트레스를 극복하는 것도 필요하다.

그러면 현재 나의 스트레스는 어느 정도일까? 나의 스트레스가 어느 정도인지 안다면 그 해결도 쉬워질 것이다.

미국의 워싱턴 대학의 홈즈(Homes)와 레이(Rahe)가 작성한 스트레스 표를 보자. 뒤의 [표 9]를 보고 43개 항목 중 최근 1년간 자신이 경험했던 해당 항목을 체크하고 그 점수를 합산하면 된다. 합산한 점수는 [표 8]에서 해당 점수로 확인해 보자.

100점 이하: 걱정할 필요 없다.
200점 이상: 질병에 걸릴 가능성이 약간 있다.
　　　　　　　(심장병, 정서장애 등)
300점 이상: 질병에 걸릴 가능성이 매우 높다.
　　　　　　　별도의 심리치료 상담을 받아야 한다.

혹시라도 스트레스 점수의 합산이 200점이 넘는다면 삶을 주도적으로 끌고 나간다기보다는 삶에 쫓겨 다니는 경우가 더 많을 것이다. 하지만 점수가 높다고 무조건 질병에 걸리는 것은 아니니 심각하게 걱정하진 마라. 개인에 따라 스트레스 해소 방법이나 내성에도 차이가 있다.

만약 자신의 총점이 높게 나왔다면 다시 한 번 자신의 삶을 재점검해 보도록 하자. 스트레스 자극에 대하여 적절히게 극복할 수 있으면 오히려 삶의 활력소가 될 것이다.

43개의 항목 중에서 스트레스 강도가 높은 1, 2, 3번을 보자. 우리는 살아가는 데 있어서 영원히 혼자 살 수는 없다. 그러므로 가까이에 있는 배우자나 가족, 친구가 있다는 것에 감사해야 한다.

종종 40~50대 주부들은 이렇게 얘기한다. "남편하고 지지고 볶고…… 그만 살고 싶다", "이 인간 때문에 제 명에 못 살고 화병으로 일찍 죽을 거야", "내가 미쳤지 저 인간하고 같이 사니" 등등.

[표 9]에서 나타난 점수를 확인해 보자. 옆에 배우자가 없는 스트레스 점수가 가장 높게 나타난다(배우자와 싸우는 스트레스 점수는 31에 불과하니 오히려 싸우더라도 함께 있음으로 유쾌한 스트레스라고 전문가들은 평가한다).

43개 항목에서도 알 수 있듯이 인간은 혼자 사는 동물이 아니다. 즉 외롭고 고독한 것만큼 힘든 건 없다는 것이다. 그러므로 우리는 나와 함께 하는 가족의 중요성을 느끼고 감사하는 마음으로 생각을 바꿔 살아야 한다.

[표 8] 스트레스 점수에 따른 질병 발병률

점수	스트레스 점수에 따른 발병률
0~149점	걱정하지 않아도 되는 상태
150~199점	약간의 위기 상태로 발병률 37%
200~299점	보통의 위기 상태로 발병률 51%
300점 이상	심각한 위기의 발병률 79%

[표 9] 스트레스 점수표

생활 속의 사건	스트레스 강도	생활 속의 사건	스트레스 강도
1. 배우자의 죽음	100	22. 업무상의 책임변화	29
2. 이혼	73	23. 아이의 집 떠남.	29
3. 부부의 별거	65	24. 가족 간의 불화	29
4. 형무소 등의 구치	63	25. 훌륭한 업무수행	28
5. 근친자의 죽음	63	26. 아내의 취직, 복직, 퇴직	26
6. 부상 혹은 질병	53	27. 복학 또는 졸업	26
7. 결혼	50	28. 생활상황의 변화	25
8. 해고	47	29. 생활습관의 변화(금연)	24
9. 부부의 화해	45	30. 상사와의 불화	23
10. 퇴직이나 은퇴	45	31. 근무시간과 조건의 변화	20
11. 가족 건강문제	44	32. 주거 이동	20
12. 임신	40	33. 학교생활의 변화	20
13. 성생활 불만족	39	34. 레크리에이션의 변화	19
14. 가족원 새 탄생	39	35. 종교활동의 변화	18
15. 업무 재조정	39	36. 사회활동의 변화	17
16. 경제상태 주요변화	37	37. 1만 달러 이하 저당	16
17. 친구의 죽음	36	38. 수면습관의 변화	15
18. 직종 전환, 부서 이동	35	39. 가족 화목횟수의 변화	15
19. 부부의 말다툼 횟수	31	40. 식습관의 변화	13
20. 천만 원 이상 부채	30	41. 휴가	12
21. 저당 잡힌 물건을 매각하여 변제에 충당함.	29	42. 크리스마스	11
		43. 가벼운 법률위반	10

　다음은 [표 10]을 보고 신체상, 행동상, 심리, 감정상에서 나타나는 징조들을 보고 해당 내용을 체크한다. 해당 징조에서 각각 4개 이상씩 나오면 스트레스 수준이 심각한 상태임을 암시한다.

[표 10] 스트레스 점검표

신체상의 징조 4개 이상이면 스트레스 수준이 심각함.	1. 숨이 막히는 것처럼 답답하다. 2. 입이나 목이 마른다. 3. 밤에 잠을 잘 못 잔다. 4. 머리 편두통이 있다. 5. 쉽게 눈이 피로해진다. 6. 목이나 어깨가 자주 결린다. 7. 가슴이 답답하고 토할 것 같다. 8. 식욕이 없어진다. 9. 변비나 설사가 있다. 10. 신체가 나른하고 쉽게 피곤하다.
행동상의 징조 4개 이상이면 스트레스 수준이 심각함.	1. 불평, 반론, 말대꾸를 많이 한다. 2. 일의 실수가 빈번하다. 3. 주량이 점점 는다. 4. 필요 이상 일에 몰입한다. 5. 말이 적어지고 깊은 생각에 빠진다 . 6. 말이 많아지고, 말도 안 되는 주장을 펼칠 때가 있다. 7. 사소한 일에도 화를 자주 낸다. 8. 화장이나 옷에 관심이 없어진다. 9. 직장에서 전화를 하거나 화장실에 가는 횟수가 늘어난다. 10. 결근, 지각, 조퇴가 늘어난다.
심리, 감정상의 징조 4개 이상이면 스트레스 수준이 심각함.	1. 늘 불안하고 초조한 편이다. 2. 화를 자주 내거나 쉽게 흥분한다. 3. 인내력이 부족하고 집중력이 감소된다. 4. 건망증이 심하다. 5. 우울하고 쉽게 침울해진다. 6. 무언가를 하는 것이 귀찮다. 7. 매사 의심이 많고 망설이는 편이다. 8. 하는 일에 자신이 없고 쉽게 포기한다. 9. 뭔가를 하지 않으면 진정할 수가 없다. 10. 판단을 내릴 때 성급한 경우가 있다.

04. 스트레스 대처를 위한 방법

최근 지친 몸과 마음을 힐링(healing)하는 다양한 방법들이 유행하고 있다. 그러나 바쁘게 사는 학생 및 직장인들이 매번 힐링 프로그램에 참석하기 위해 산이나 바다로 가기란 쉽지 않다. 그러므로 혼자서 장소 구애 없이 쉽게 할 수 있는 방법들을 알아두면 좋을 것이다.

스트레스를 풀어주는 원리는 모두 같다. 즉 긴장된 교감신경계를 느긋한 부교감신경으로 전환시키는 방법이다.

스트레스에 시달리다 보면 인간은 자신도 모르는 사이에 근육들이 뭉치거나 굳어지는 경우가 많아 스스로 긴장상태가 된다. 지속된 근육긴장으로 근육 내 젖산이 쌓여 몸은 찌뿌둥해진다. 즉, 근육이 아프다. 인체가 활동하기 위해서는 근육들이 수축과 이완을 해야 한다.

혹시 평소 운동을 하지 않다가 갑작스러운 등산 혹은 체육대회 참가로 다음날 몸살(근육통)이 난 경험이 있지 않은가? 이것도 젖산이라는 피로 물질이 근육에 쌓여서 나타나는 현상이다.

인체는 젖산이 나오면 젖산을 분해하는 효소가 나온다. 이들 간의 균형이 어긋날 때 근육통이 나지만, 평소 운동으로 단련된 사람은 갑작스런 신체활동을 하더라도 그 균형이 깨지지 않기 때문에 근육통이 나타나지 않는다.

스트레스로 긴장된 근육을 오랫동안 놔두면 근육 내 젖산이 계속 쌓인다. 이 단계를 해결하지 않으면 더 많은 젖산이 쌓이고, 근육은 마비가 온다.

근육은 신경과 연결되어 있다. 근육과 신경 사이에 젖산이 쌓이면 신경전달물질이 근육에 전달되지 않는다. 이로 인해 근육을 움직이려고 해도 신경으로부터 명령이 근육에 전달되지 않아 근육마비증상이 오는 것이다.

마치 전선이 견딜 수 있을 만큼 전류가 흘러야 되는데 견디지 못할 만큼의 전류가 흘러들어오면 더 큰 사고를 막기 위해 퓨즈가 끊어지는 것과도 같은 현상이다.

인간의 몸은 항상성과 면역체계로 우리 몸을 일정하게 유지함으로 어느 정도 쉬게 되면 끊어졌던 퓨즈가 다시 이어져서 다시 활동을 하게 만들어 준다. 하지만 뇌는 이러한 안전장치인 퓨즈가 없다. 뇌는 짜증을 내는 것이나 피곤함(졸음) 등의 신호를 보낸다.

스트레스 증상을 극복하는 방법에 대해 심리학자들이 추천하는 방법 몇 가지를 배워두자. 스트레스로 긴장된 심신을 편하게 해주는 효과가 있다. 다만 스스로 훈련하기에 좀 더 편안하거나 적성에 맞는 방법들이 사람마다 다를 수 있기 때문에 자신에게 맞는 방법을 선택하여 수행하도록 해라. 그리고 무엇보다도 중요한 것은 생각만 하지 말고 몸으로 직접 실천을 하는 것이다.

(1) 근육이완법을 해보자

근육이완법은 여러 종류가 있지만 기본 원리는 같다. 먼저 조용하고 편안한 장소가 좋으며 어느 곳이든 시간이 허락되는 대로 하면 된다. 그리고 바닥에 편안히 누워서 하거나 의자에 앉아서 하면 된다.

신체 각 부위의 모든 근육마다 최대한 힘을 10초간 꽉 쥔 다음 힘의 70% 정도 주다가 갑자기 힘을 빼는 동작을 반복한다. 이때 근육의 긴장을 충분히 느껴야 한다.

눈은 세게 감았다 뜨기를 반복한다. 손바닥을 비벼 손을 따뜻하게 한 다음 눈에 댄다. 그다음엔 <그림 11>에서와 같이 눈을 감은 상태에서 천천히 눈동자만 왼쪽 끝까지, 오른쪽 끝까지 갈 수 있을 만큼 왔다 갔다 돌린다. 주먹은 힘껏 쥐었다가 다시 풀어준다. 다리도 힘껏 힘을 주었다가 힘을 풀어준다. 이때 발목을 굽혀서 당기거나 발끝을 밀면서 힘을 준다. 두 어깨는 힘껏 올렸다가 힘을 빠르게 빼면서 내린다.

이러한 방법으로 전신의 근육들을 수축과 이완을 반복하면 긴장된 근육들이 이완되면서 심리적 긴장도 자연스럽게 해소되고 몸이 편안해진다.

근육이 이완될 때 근육이 따뜻해지는 것을 느껴야 한다. 이것은 근육의 수축과 이완으로 근육 내 피가 들어가면서 순환되는 것이다. 이러한 느낌을 받았다면 근육이완을 제대로 한 것이다.

평소 스트레스를 받다 보면 우리는 인체 내 어떤 특정 근육 하나가 긴장하는 것을 모르고 지낼 수 있다. 그러나 긴장이 장기간 지속되면 두통과 요통, 어깨통증과 같은 심한 통증을 겪게 된다.

근육이완 훈련법을 통해 긴장된 근육을 수축하거나 이완시켜 줌으로써 혈액순환이 잘 되면 여러 통증이 없어질 것이다.

하지만 이 훈련법은 혈압이 높은 사람은 피해야 한다. 근육의 수축으로 혈관도 수축되어 혈압이 더 올라갈 수 있기 때문이다.

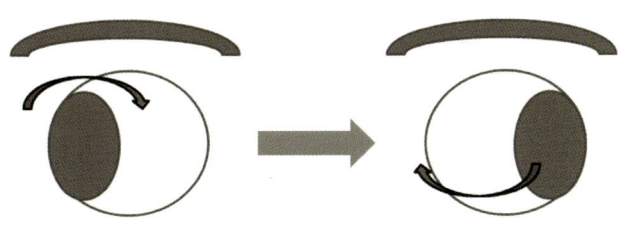
〈그림 11〉 눈동자 굴리기

(2) 호흡법을 해보자

의학적인 관점에서 볼 때 호흡하는 방법은 건강에 영향을 미친다. 즉, 호흡할 때 크게 내쉬는 숨을 길게 하는 것이다.

많은 전문가는 우리가 숨을 들이쉴 때는 교감신경이 작용하지만 내쉴 때는 부교감신경이 작용한다고 한다. 따라서 내쉬는 시간을 들이쉬는 시간보다 길게 해야 마음과 몸의 긴장을 풀어줄 수 있다.

호흡할 때는 내쉬는 숨을 길게 하는 호흡방식으로, 흉식호흡보다는 복식호흡이 건강에 더 효과적이다.

평상시 여성의 호흡은 흉식호흡이며, 남성의 호흡은 복식호흡이다. 하지만 호흡을 할 때는 남녀노소 가리지 말고 자신에게 맞는 호흡법을 선택하여 호흡을 평상시보다 더 크게 하면 된다.

자세는 편안히 눕거나 앉아서 자세를 취하면 된다. 흉식호흡은 피라미드 모양인 폐의 위쪽 부분을 많이 움직이게 하는 호흡법이므로 가슴이 움직이는 호흡이다. 방법은 코로 호흡을 길게 마시며 이때 가슴이 위로 많이 올라오게 한다.

반대로 입으로 호흡을 토할 때는 가슴이 아래로 내려온다. 호흡을 끝까지 마시고 끝까지 뱉는다.

복식호흡은 폐가 전체적으로 커지고 늘어나게 하는 호흡법이다.

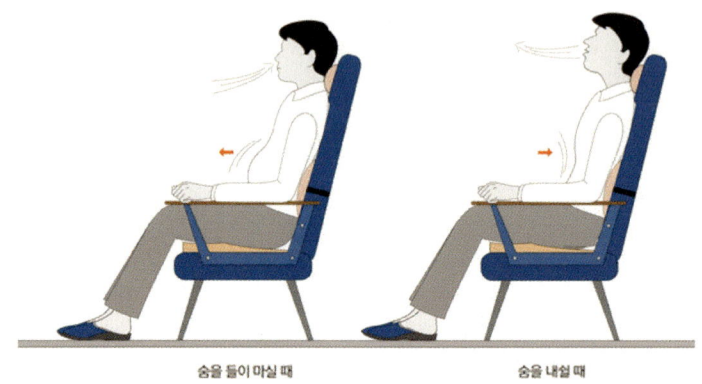

숨을 들이 마실 때   숨을 내쉴 때

〈그림 12〉 복식호흡법

　방법은 <그림 12>처럼 호흡을 코로 마실 때 배는 앞으로 쭉 나오게 내민다. 반대로 호흡을 입으로 토할 때는 배가 갈비뼈가 나올 만큼 안으로 들어가게 한다. 이때 호흡은 천천히 최대한 배가 나오고 들어가게 한다. 즉, 배로 호흡하는 것이다. 복식호흡으로 배를 자극하게 되면 내장을 부드럽게 안마하는 효과와 더불어 소화기계의 건강을 좋게 하는 효능이 있다.

05. 스트레스를 이기는 운동디자인

스트레스를 해소하는 데 운동이 좋은 이유는 뭘까? 운동은 긴장된 교감신경계를 부교감신경계로 전환하는 효과를 가지고 있다. 특히 규칙적으로 반복하는 운동은 사람의 기분이 좋아지는 천연약물을 나오게 한다. 때문에 스트레스로 인한 짜증과 화를 줄이는 효과가 있다.

일본 농경대학의 스포츠의학자 나카지마 교수팀의 연구 결과를 보면, 운동을 실시했을 때 뇌의 기능이 증가하여 엔도르핀(endorphin)의 분비를 증가시킨다고 하였다. 혈중 엔도르핀이 145% 이상 상승하면 기분이 좋아지는 것을 느낄 수 있다.

뇌 속에는 뇌와 혈관 사이에 물질을 이동시키는 일정한 혈액의 관문(blood-brain barrier)이 있기 때문에 특정 물질 이외의 것은 거의 통과시키지 않는다.

그러므로 뇌에서 만들어진 엔도르핀은 혈류를 타고 전달되면서 진통효과, 도취작용 등을 일으키는 특수한 신경세포를 활동시키기 때문에 운동 후에 상쾌함을 느끼게 해준다. 게다가 세로토닌도 함께 분비되어 행복한 기분도 맛볼 수 있어 기분도 좋아진다.

운동은 스트레스를 줄이고 회복되는 시간도 단축시킴으로 스트레스 관련 질병에 걸릴 위험으로부터 예방해준다.

운동이 체력을 증진시키는 효과는 탁월하다. 하지만 선수가 아닌 일반인들이 하는 운동 중에 경쟁심을 자극하는 운동은 오히려 심리적 스트레스를 높일 수 있다. 특히 운동을 할 때 친구, 동료와의 승부욕을 자극하는 운동은 피해야 한다. 그것이 어렵다면 승부욕을 자극하는 운동들은 피하고 함께 즐기며 할 수 있는 운동을 선택해야 한다.

골프를 좋아하는 사람들은 자연과 더불어 기분 좋아지는 운동이라며 자주 라운딩을 한다. 하지만 일부 골프를 치는 사람 중에는 돈내기로 라운딩을 한다. 라운딩은 흥미를 높이고자 하는 방법이다. 하지만 돈을 잃지 않으려고 점수에 신경을 많이 쓰다 보면 오히려 역효과가 나타나기도 한다.

평소 골프점수를 올리기 위해 열심히 골프연습도 하지만 생각한 대로 점수가 나오지 않으면 화를 내거나 골프채를 집어 던지고 심지어 캐디까지 폭행하는 이도 있다. 단순히 친선게임을 위한 돈내기 정도가 지나치다 보면 자신은 물론 주변 사람에게도 불쾌감을 주게 된다.

앞의 내용에서 알 수 있듯이 운동은 그 자체로 즐겨라. 점수와 승리에 집착하면 그것이 아무리 좋은 운동이라 하여도 심리적 육체적으로 좋은 결과를 제공하지 못한다.

경쟁운동, 일회성 운동, 그리고 한 번에 몰아서 많이 하는 운동은 피해라!

스트레스 해소를 위한 운동 종목을 정할 때 몇 가지 주의할 사항이 있다. 또한, 운동 태도와 올바른 운동방법에 대해 알아두면 스트레스에 대처하는 운동디자인을 계획하는 데 참고가 될 것이다.

(1) 운동 종목의 선택

스트레스를 효과적으로 해소하기 위해서는 운동 종목의 선택이 중요하다. 이때 고려해야 할 일반적인 원칙들을 알아보자.

① 가능하다면 다른 사람과 직접적으로 능력(체력)의 비교가 되지 않는 산책용 걷기, 등산, 조깅, 수영 등 경쟁하지 않는 운동 종목을 선택을 한다. 테니스, 축구, 탁구 같은 점수로 경쟁하는 운동을 할 경우에는 비경쟁적 운동을 할 때보다 운동으로 인해 생기는 스트레스가 높아질 가능성이 더 크다.

② 운동은 자신의 신체능력보다 높게 너무 무리한 목표를 계획하여 실행하면 안 된다.

③ 폐쇄되고 좁은 공간에서 운동을 하는 것보다 산이나 들, 바다 같은 야외에서 운동을 실시하는 것이 좋다. 일상생활에서 벗어나 자연환경에서 즐길 수 있는 운동이 스트레스 해소 효과가 더 크게 작용하기 때문이다.

④ 자신의 성격에 따라 운동 종목을 선택한다. 혹시 자신이 내성적이며 의지력이 강한 성격이라면 비경쟁적 운동을 시작하는 것이 좋다. 하지만 외향적이고 경쟁을 좋아하는 성격의 소유자는 경쟁적인 스포츠를 시작하는 것이 흥미를 자극하는 데 유리하다.

⑤ 생활환경이나 생활 습관상 규칙적으로 충분한 시간을 낼 수 있는 경우에는 자연환경을 이용하거나 다른 사람과 함께 하는 운동종목을 택할 수 있으나, 자투리 시간을 활용할 경우에는 운동시설을 별로 필요로 하지 않는 줄넘기, 조깅 같은 운동을 하는 것이 좋다.

(2) 운동 태도와 방법

효과적으로 스트레스를 해소하기 위해서는 다음과 같은 마음자세와 운동방법을 고려하는 것이 좋다.

① 운동을 할 경우에는 자신의 운동 목표를 적절히 설정하고, 이를 달성하기 위해 노력한다. 운동 목표는 가능한 구체적으로 설정한다. 예를 들어 줄넘기 20분, 달리기 20분, 산책 30분 등이다. 또한 경쟁적 스포츠를 할 경우에는 승리보다는 구체적인 과제(예: 테니스에서 포핸드 발리의 습득 등)를 해결하는 데 중점을 두고 한다.

② 운동을 할 때에는 혼자서 하는 것보다 여러 명이 함께 하는 것이 좋다. 여러 사람이 함께 운동을 하면 스트레스 해소뿐만 아니라 흥미, 사교 등 다양한 운동 목적을 동시에 충족시킬 수 있으며, 이를 통해 운동을 장기간 지속하는 데 도움이 된다. 이를 위해서는 자신의 운동기능 수준과 비슷한 사람들과 함께 운동하는 것이 훨씬 효과적이다.

③ 운동을 장기간 지속하기 위해서는 재미를 느껴야 한다. 이는 다른 사람과의 친교를 통해서도, 자신의 운동기량의 향상을 통해서도 흥미와 재미를 느낄 수 있다.

④ 운동 후에는 충분한 영양공급과 휴식을 가져야 한다. 이러한 이유는 운동 중에 생성된 노폐물을 제거해야 되기 때문에 휴식을 충분히 취하고, 운동 중에 소모된 에너지와 신진대사에 필요한 각종 영양소, 특히 단백질과 무기질 등을 보충하여야 신체를 정상적으로 회복할 수 있다.

⑤ 운동의 긍정적 효과를 극대화하기 위해 규칙적으로 장기간 운동해야 한다. 일시적인 한 번의 운동도 스트레스 해소에 긍정적인 효과가 나타난다. 하지만 이는 또한 근육통 등 부작용을 동반한다. 이러한 부작용은 운동을 반복하는 동안 사라지게 되는데, 이는 계속적인 자극(운동)과 일정한 시간 후에 신체가 새로운 자극에 이미 적응했음

을 뜻하며, 체력의 증진을 의미한다.

⑥ 운동을 처음 시작할 때에는 적당한 운동 강도를 선택하여 실시하여야 한다. 운동을 너무 심하게 하면 운동 후 감기, 몸살 등 심각한 부작용이 나타날 수 있으므로, 자신의 체력을 고려하여 적당히 실시해야 한다.

이때 체력이 약한 사람일수록 전문가의 도움을 받는 것이 필요하다. 일반적으로 운동을 처음 시작할 때 나타나는 어느 정도의 부작용(근육통 등)은 인체의 당연한 현상이며 3~5일이 지나면 저절로 통증이 사라지게 되므로 걱정할 필요는 없다.

⑦ 운동을 통해 스트레스에 대처하는 체력을 높이기 위해서는 장기간의 운동시간의 흐름에 따라 운동 강도를 천천히 올려 주어야 효과적이다. 같은 강도로는 아무리 장기간 운동하여도 인체가 적응되면서 더 이상 증진되지 않고 유지되기 때문이다.

운동의 강도를 높이는 시기가 되면 스포츠과학자나 혹은 운동 지식의 습득, 그리고 의학적 전문가의 도움을 받는 것이 필요하다.

06. 스트레스를 이기는 식이디자인

대학생의 취업문제, 직장인의 과도한 업무, 장기불황으로 주부, 노년층까지 스트레스를 받는 사람들이 많아지고 있다. 정서적 안정을 위한 올바른 식이 섭취만으로도 약해진 체력과 부신에 영양소를 공급해 줄 수 있다. 또한, 예민한 신경에 쌓이는 피로물질들을 제거하는 효과도 제공할 수 있다. 이러한 관점에서 바쁜 현대인들이 집이나 직장에서 쉽게 먹을 수 있으며 정신적 건강에 도움을 주는 식품을 이해하여 스트레스 해방에 도움이 되길 바란다.

(1) 대추차를 마셔라

대추는 비타민 C가 풍부하다. 또한 다량의 칼슘, 인, 철분 등의 무기질이 포함되어 있는 알칼리성 식품이다. 몸을 따뜻하게 하는 성질이 있으며, 기침을 멎게 하거나 잠이 오게 하는 효능이 있다.

신경질적인 사람이 대추차를 마시면 좋다. 왜냐하면 예민한 신경증의 긴장을 풀어주기 때문이다.

(2) 비타민(B1, B6, C)이 풍부한 식품을 먹어라

비타민 B1이 부족하면 불안, 초조, 두통, 피로 등이 나타난다. 이 영양소결핍이 지속되면 신경장애로 다리가 마비될 수도 있다. 비타민 B1이 풍부한 식품으로 쌀눈이 많은 현미밥이 있다.

비타민 B6가 부족하면 육체적 스트레스가 올라가고, 정신적 스트레스, 불안 증상으로 연결되기 쉽다. 비타민 B6가 풍부한 식품에는 고구마, 감자, 바나나가 있다.

비타민 C가 부족하면 불안, 초조 등의 증상이 나타난다. 때문에 비타민 C가 풍부한 새콤한 과일을 먹으면 기분이 상쾌해지고 피로도 빨리 풀린다. 비타민 C가 풍부한 식품으로 신선한 계절과일, 녹색채소 등이 있다.

(3) 단백질을 먹어라

식물성단백질과 동물성단백질 모두 좋다. 다만 부신의 기능이 저하된 경우는 동물성단백질(흰살생선, 살코기)을 권장한다. 이는 식물성단백질의 아미노산의 함량이 동물성단백질보다 낮기 때문이다.

(4) 필수지방산을 적당히 먹어라

불포화지방산은 호르몬이 세포막을 만드는 데 도움을 준다. 대표적인 불포화지방산 식품인 견과류, 생선, 올리브유를 섭취하면 불포화지방산의 함량을 올릴 수 있다.

(5) 커피, 술, 담배, 인스턴트식품, 탄산음료는 피하라

이들 식품은 스트레스 관련 호르몬의 분비를 자극한다. 때문에 일시적으로는 힘이 나지만 부신의 기능은 악화시킨다. 부신의 회복을 위해서는 먹지 않는 것이 좋다.

많은 사람은 기분이 별로 좋지 않거나 몸이 찌뿌둥하면 병원으로 찾아가 처방받기를 원한다. 그러나 여러 가지 검사를 해도 뚜렷한 병명이 나오지 않는 경우가 다반사이다. 이런 경우 의사들은 "스트레스를 많이 받는군요" 혹은 "신경성입니다"라고 한다. 의료 검사상 특별한 문제는 없지만 환자들은 아프다 하니 이를 해결하는 뚜렷한 처방이 필요하다.

지금부터 약에만 의존하지 말고 운동과 식이로 해결해보자! 한결 기분이 좋아짐을 느낄 것이다.

40세 김 씨는 컴퓨터 프로그래머이며, 외국기업에 다닌다. 김 씨는 평소 두통과 어깨 세모근(승모근) 통증에 시달리고 있었다. 평소에 밤 샘작업이 많고 술 담배는 하지 않는다. 운동도 전혀 하지 않아 근육 량과 어깨 유연성이 없었다. 수년간 병원에서 물리치료와 진통제로 치료를 받았지만 통증의 정도가 나아지진 않았다. 그는 늘 짜증이 많 았다. 다른 처방이 필요하다고 판단한 김 씨는 [표 12]처럼 헬스디자 인을 하였다. 헬스디자인을 실천한 3개월 후 두통과 어깨통증이 전혀 나타나지 않았다.

[표 11] 스트레스 해소를 위한 헬스디자인 작성표 사례

이름	김OO(40세)	직업	컴퓨터프로그래머	성별	남성
현재 스트레스 증상					
스트레스 점수 210점, 화를 자주 냄, 편두통, 어깨 통증					
나에게 알맞은 식이디자인					
1. 따뜻한 샤워와 대추차 마시기 2. 비타민이 풍부한 식품 먹기(과일, 샐러드) 3. 매일 규칙적인 시간대 식사하기(3끼)					
나에게 알맞은 운동디자인					
운동의 종류는?		근육이완법(잠들기 전), 주말에는 산책			
운동의 시간은?		20분(어깨 운동, 눈동자 굴리기, 스트레칭), 주말 산책 1시간			
일주일에 몇 번 할 것인가?		가급적 매일			
언제부터 할 것인가?		2011년 1월 1일			

[표 11]의 사례를 참고하여 자신의 스트레스 대처에 맞는 헬스디자 인을 [표 12] 시트지에 직접 작성해보자.

[표 12] 스트레스 해소를 위한 헬스디자인 시트지

이름		직업		성별	
현재 스트레스 증상					

나에게 알맞은 식이디자인

나에게 알맞은 운동디자인	
운동의 종류는?	
운동의 시간은?	
일주일에 몇 번 할 것인가?	
언제부터 할 것인가?	

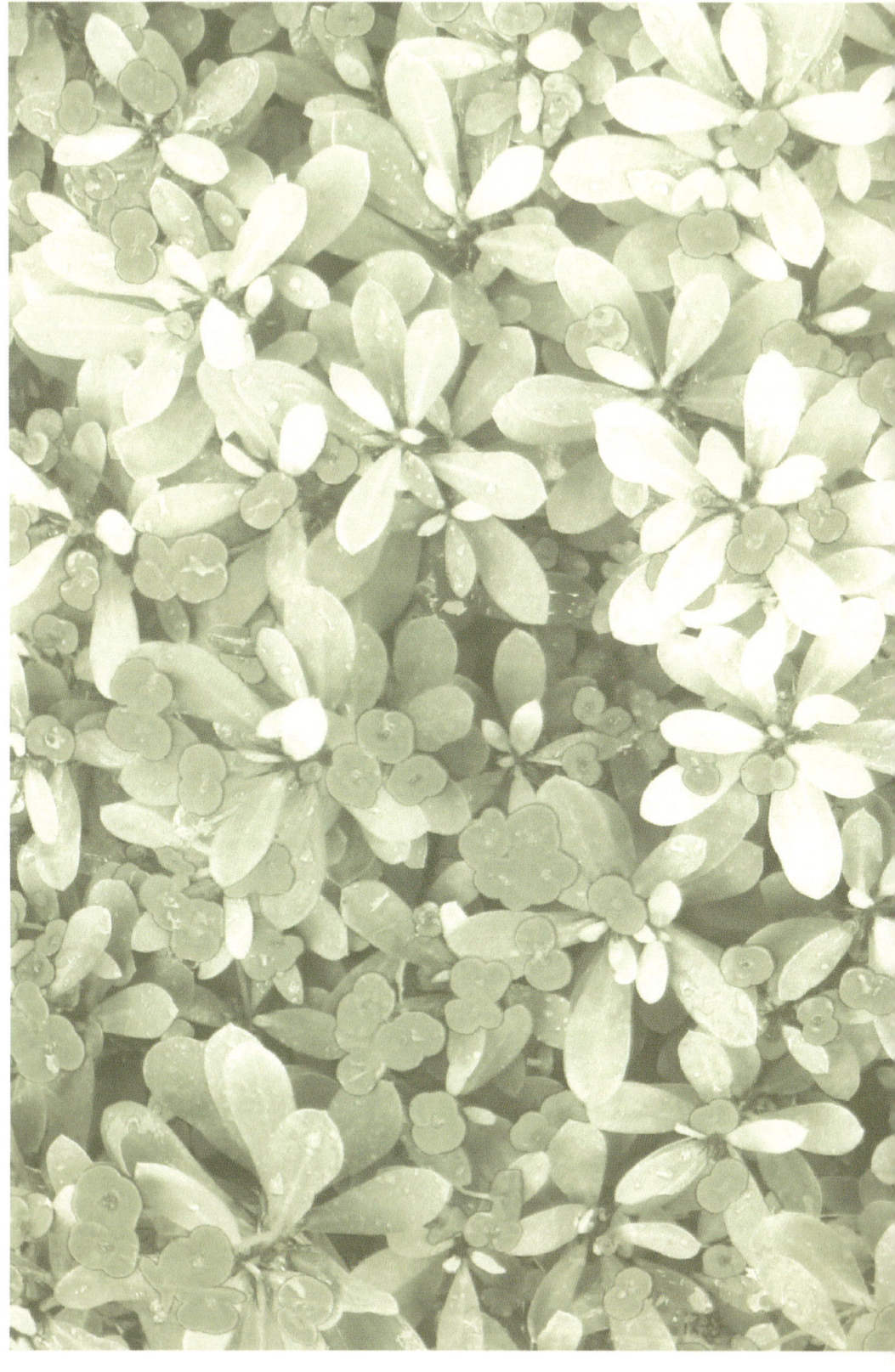

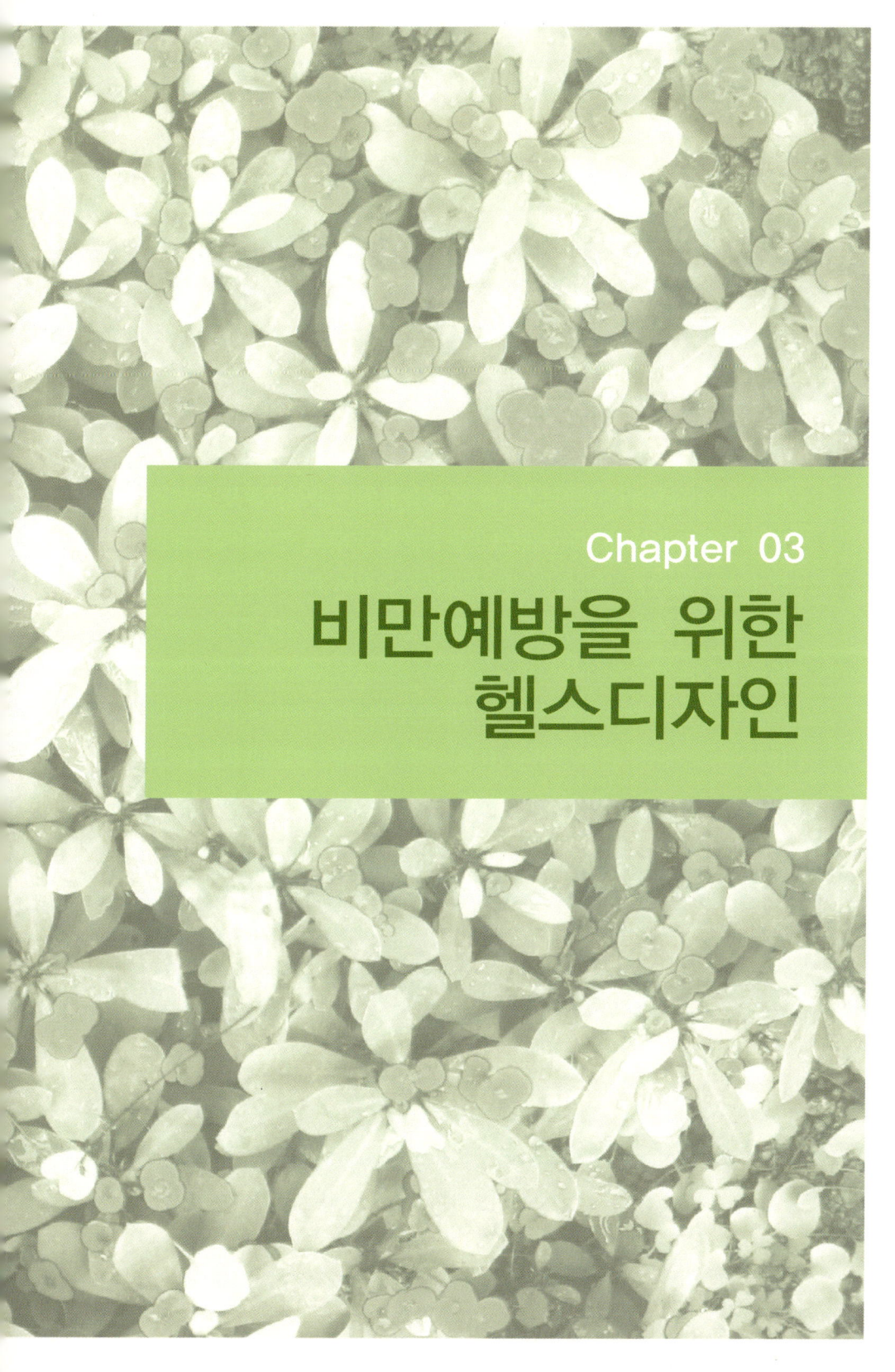

Chapter 03

비만예방을 위한
헬스디자인

세계보건기구(WHO)에서는 이제 비만이 더 이상 증상이 아니라 질병임을 선포했다. 비만은 제2형 당뇨병, 고지혈증, 심혈관 질환, 암, 담석 등의 유병률과 사망률을 증가시키기 때문이다.

미국에서는 비만치료를 위한 대처 방안으로 국가 차원에서 비만인에게 위절제술(위 일부를 잘라내는 방식)과 위밴드 수술(위를 묶는 방식)을 무료로 해주고 있다. 이 수술로 많은 비만인은 위의 크기가 감소되었고, 식사량이 크게 줄어들어 체중과 합병증을 감소시킬 수 있었다. 하지만 사망률은 여전히 감소되지 않고 있다.

최근 미국 미네소타 메이요클리닉 연구진은 위절제술을 받은 사람은 일반인보다 2배 이상의 높은 골절상을 입었다는 연구결과를 발표하였다. 이러한 원인은 위절제술을 받은 사람이 칼슘을 흡수하는 신체능력에 문제가 발생되었기 때문이라고 하였다. 그러므로 수술이나 약에 의존하여 비만을 치료하는 데 있어서 부작용 또한 간과해서는 안 된다.

우리나라에서도 서구화된 식생활과 편한 생활로 신체활동의 부족해져 비만이 증가하고 있다. 2010년 국민건강영양조사에 따르면, 1988년에 약 26%였던 비만인구가 2010년에는 31.3%로 전체 인구의

30%가 넘었고, 해마다 3%씩 꾸준히 증가하고 있다고 보고하였다.

이젠 생활습관의 개선만이 건강하게 살 수 있는 최선의 방법임을 명심하여야 한다.

01. 비만이란 무엇인가?

비만은 여러 원인에 의해 나타난다. 그중 대표적인 원인은 지나치게 많이 먹은 음식이 몸에 에너지로 활용되지 못했기 때문이다. 그래서 지방세포에 병적으로 쌓인 지방이 커져 체중이 늘어나는 것이다.

<그림 13>의 시소 그림을 보며 생각해 보자. 한쪽은 음식량이고, 다른 한쪽은 신체활동량이다. 둘 중 무거운 쪽이 내려갈 것이다. 다시 말해, 먹는 양이 신체활동량보다 많으면 살이 찌는 것이고, 신체활동량이 먹는 양보다 높으면 살이 빠지는 것이다. 따라서 이들 시소의 무게균형, 즉 먹는 것과 신체활동이 같으면 체중 변화도 일어나지 않는다.

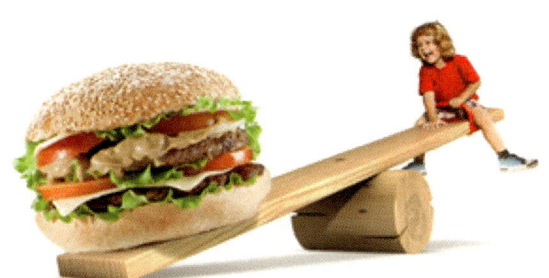

〈그림 13〉 음식량과 신체활동량 비율 시소

비만의 또 다른 원인은 유전이다. 만약 부모가 모두 비만이라면 그 자식도 비만이 될 확률이 매우 높다.

요즘 초등학교에서 소아비만이 심각하다. 소아비만 어린이들은 대부분 부모도 비슷한 체형을 가지고 있는 경우가 많다. 비만이 유전이라면 날씬해지는 것은 다소 무리가 있다. 다만 더 이상 체중이 늘지 않도록 체중관리를 해야 할 것이다.

그러나 소아비만의 원인은 유전보다는 잘못된 생활습관에 의한 경우가 더 많다. 한 번은 소아비만 어린이와 그의 부모들에게 '이기자 비만'을 주제로 강연을 하던 중에 질의 응답시간을 통해 알아낸 것이 있다.

그 당시 참석한 학부모들은 대부분 한 자녀가 많았다. 학부모들은 아이들이 학원에서 많은 시간을 보내야만 하는 것에 대해 안쓰러워했다. 그래서 이에 대한 보상(?)으로 아이들이 좋아하는 인스턴트 음식 등으로 외식을 자주 한다고 하였다. 이것이 문제였던 것이다. 더욱 심각한 것은 학부모들이 아이와 함께할 수 있는 신체활동은 전혀 하지 않는다는 것이다.

그저 공부만이 최고라고 생각하는 부모들 때문에 아이들이 비만으로 건강을 잃을까 염려가 된다.

몇몇 조사 연구에 따르면 대부분의 비만은 유전적인 것보다는 후천적인 환경요인이 더 크다고 한다. 우리의 현실을 빨리 이해하고 개선해야 할 필요가 있다.

그 밖에 비만의 원인으로는 내분비 즉, 호르몬 이상도 있다. 예로, 갑상선 기능 저하증이 있다. 이 질환을 가지면 갑상선 호르몬 부족으로 몸의 대사가 원활하지 않게 되어 에너지가 지방으로 바뀌어 살이 찌게 된다.

이외에도 뇌하수체나 부신에도 종양이 생기거나 스테로이드 호르몬을 장기간 복용해도 비만이 된다.

최근 뇌하수체에서 포렉틴(porrectin)을 분비하는 곳에 종양이 생겨 포렉틴의 분비를 많이 하거나 성장호르몬이 결핍되어도 비만이 나타난다고 한다. 따라서 비만의 원인이 단순히 먹는 식습관 때문인지 활동부족 때문인지 아니면 유전 혹은 내분비 이상으로 인해서인지, 그 원인을 정확히 알아야 치료하는 데 시간을 낭비하지 않을 것이다.

02. 굶어야만 살이 빠질까?

최근 간헐적 단식이 화제가 되면서 이를 시행하는 이들이 많다. 하지만 이 방법은 모든 이에게 적용되는 것은 아니기 때문에 무작정 따라 하는 것은 위험부담이 있다.

사실 없어서 못 먹는 것이 아니라, 살을 빼기 위해 굶는 이가 많다. 한 번쯤 배고픔을 참아 본 적은 있는가? 더욱이 주변에 먹을 것이 있는 데도 불구하고 그것을 참아내야 하는 고통을 아는가? 우리는 먹어야 산다. 살을 빼기 위해 굶어야만 하는가?

살찐 사람들은 탄수화물 즉, 단것을 좋아한다. 일시적으로 금식을 하여 탄수화물이 많은 음식을 절제하고, 적게 먹으려 노력을 하여도 일주일이 지나면 우리 몸은 오히려 더 많은 당분을 보충하고자 한 번에 많은 음식을 먹어치운다.

이렇게 되면 소화계에서 세로토닌이라는 호르몬을 분비하여 기분이 좋아지게 하지만 혈당이 올라가게 된다. 혈당이 올라가면 인슐린 분비도 증가하게 되고 이로 인해 부신의 기능은 떨어진다. 결국 체중은 다이어트 전보다도 더 높은 무게로 늘어나게 된다.

지속적으로 체중이 증가하면 혈당도 올라간다. 고혈당은 부신의 기능 저하를 유발하기 때문에 조금만 움직여도 피곤하게 만든다. 또한 높은 혈당을 감소하기 위해서 인슐린(식욕을 돋우고 지방 합성을 촉진하는 작용)의 분비를 촉진시킨다. 인슐린은 포도당의 흡수를 빠르게 도와준다. 때문에 배가 고파지고 다시 먹을 것을 찾는 악순환이 되풀이되어 살이 찌게 된다.

비만 동물을 모델로 연구를 한 적이 있다. 동물을 대상으로 1일간 사료를 주지 않고 체중의 변화와 체내 지방의 변화를 관찰하였다. 그런데 하루 동안 먹지 못했음에도 불구하고 지방은 빠지지 않았다.

그 이유는 뭘까? 인체는 끼니때가 되면 에너지 보충을 해야 한다. 인체 여러 기관은 에너지(포도당)를 공급받으면서 그 기능들을 유지한다. 그런데 음식이 체내에 들어오지 않으면 여러 장기에 신호들을 보내게 된다. 그래서 장시간 먹지 않아 배고픔을 느끼면 에너지를 아껴서 생명을 유지해야 하기 때문에 스스로 대사율을 떨어뜨린다.

즉, 생명유지에 꼭 필요하지 않은 간이나 신장의 기능은 먼저 떨어진다. 이어서 근육량도 줄어든다. 근육량이 줄면 몸에 힘이 없어지고 뼈도 약해진다. 체중은 줄지만 지방이 줄지 않는 까닭은 이 때문이다.

따라서 굶는다 하여 당장 지방이 줄어드는 것이 아니므로 영양소가 골고루 구성되어 평소 식사량보다 약간 적게 먹는 방법이 몸이 상하지 않는 최상의 다이어트 방법이라 할 수 있다.

"굶는 다이어트는 생각하지 마라"고 권하고 싶다. 왜냐하면 배고픔에 익숙하지 않은 인체는 갑자기 여러 장기의 기능들을 상실하게 되고, 떨어진 기능을 더 이상 감당하지 못한 뇌는 편도체를 자극하여 본능적으로 폭식을 하게 만들기 때문이다. 이러한 증상은 이후 배가 부르면 토하고, 다시 먹고 또 토하는 것을 반복하여 폭식증과 거식증을 불러올 수도 있다.

성격이 급한 우리 민족은 무엇을 시작하든 단시간에 효과를 보고자 한다. 하지만 명심해야 할 것이 있다. 급하게 먹으면 체하게 마련이다. 물건을 만들어 내는 것도 시간이 필요한 것처럼 우리 인체도 적응하는 데 상당한 시간이 필요하다. 더욱이 무병장수를 꿈꾸기 위해 체중을 조절하는 것이 오히려 건강을 해치는 거라면 누가 살을 빼고자 할 것인가. 따라서 시간이 걸리더라도 건강상 문제가 없도록 소식하면서 체중을 서서히 감소해야 한다.

03. 운동이 비만 치료약일까?

비만인은 근육량보다 지방량이 많기 때문에 활동하는 데 어려움이 많다. 마치 두꺼운 솜이 들어 있는 옷을 입고 활동하려고 하면 몸이 둔해 움직임이 어려운 것과 같다.

요즘 다이어트 방법으로 약물이나 수술을 선택하는 이가 많다. 하지만 이런 방법들은 여러 부작용을 일으키기 때문에 부작용 없이 안전하게 체중을 감량하는 방법이 필요하다.

운동은 혈중지질대사, 산소이용능력, 인슐린 감수성을 향상시키고, 근육량을 늘려(근육 비대) 대사의 수준을 활발하게 해주어 안전하면서도 건강하게 체중을 감량할 수 있다. 즉, 운동을 하면 많은 양의 에너지가 수축(운동)하는 근육에서 소비된다. 이때 근육에 있는 에너지원으로 지방이 사용된다. 결국 꾸준한 운동은 지방의 소비비율을 높여준다. 따라서 지속적으로 운동을 하면 인슐린의 분비가 억제되고 지방을 분해해주는 카테콜아민의 분비가 활발해지기 때문에 지방이 줄어 살이 빠지게 된다.

최근 연구에서 유산소 운동은 지방세포에서 AMPK(Adenosine Monophosphate-activated Protein Kinase)라는 단백질을 증가시킨다고 하였다. 그 이유는 무엇일까? AMPK는 대사를 조절하는 감지기로서 운동과 같은 자극이 주어지면 그 분비량이 늘어난다. 늘어난 AMPK는 지방산과 콜레스테롤을 합성시킨다. 때문에 AMPK는 지방세포 내 에너지를 태워 지방을 분해하거나 지방생성을 억제시키는 효과가 있다.

<그림 14>를 보자. 그림에서처럼 운동은 대조군과 비교했을 때 더 많은 양(진한 색)의 AMPK 단백질을 분비하기 때문에 지방세포의 크기가 <그림 15>처럼 감소된다. 그래서 운동은 요요현상을 예방한다.

비만치료 및 예방에 있어서 중요한 것이 있다. 운동이 힘들고 귀찮다 하더라도 약에 의존하여 무리하게 체중을 감량하지 말고 운동으로 건강하게 살을 빼도록 하자.

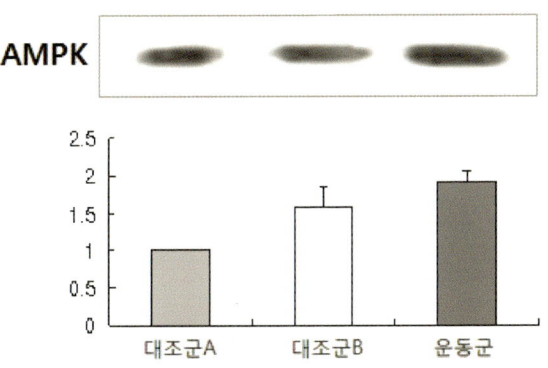

〈그림 14〉 비만세포 내 AMPK 단백질 발현 사진

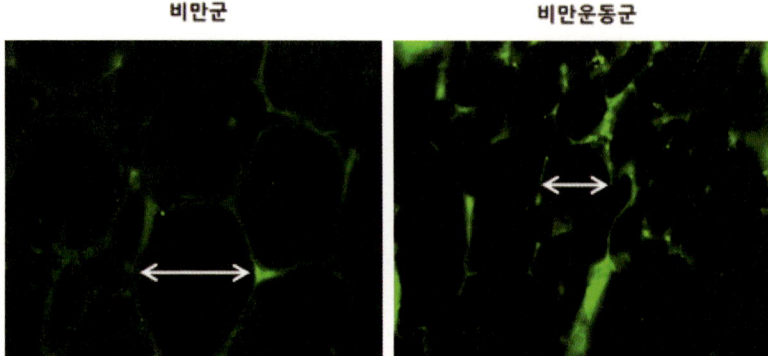

〈그림 15〉 지방세포크기 현미경 사진(화살표 길이)

04. 비만을 이기는 운동디자인

운동 능력은 사람마다 다르다. 그러므로 효과도 사람마다 다르게 나타난다. 체중감량의 목표치를 정하면 그 효과를 빠르게 느끼고 싶다는 마음에서 무조건 과하게 하는 운동하는 경향이 있다. 하지만 이로 인한 부작용과 상해로 운동에 대한 부정적인 견해를 가질 수 있음에 유의해야 한다.

따라서 운동 계획을 세울 때는 자신에게 맞는 운동의 종류, 강도, 빈도, 시간, 그리고 운동의 진행 속도 등을 꼼꼼히 체크해야 한다. 물론 연령과 질병의 유무 등도 충분히 고려해 결정해야 한다.

자신에게 알맞은 운동을 정할 수 있는 가장 편리한 방법은 비만도에 따른 운동 선택법이다. 따라서 먼저 자신의 비만도를 알아야 한다. 병원이나 운동 시설업체 등에 체성분 분석기가 설치되어 있어 누구나 쉽게 이용할 수 있으니 자신의 체지방량과 근육량을 측정해 보자.

측정결과 체중감량이 필요한 경우 걷기, 조깅, 사이클, 수영, 에어로 빅 같은 유산소 운동을 선택하는 것이 알맞다.

(1) 왜 유산소 운동인가?

우선, 무산소 운동과 유산소 운동의 차이를 알아보자.

무산소 운동은 산소를 사용하지 않고도 빠르게 운동하는 단시간의 운동으로, 무산소 운동을 하면 근육에 축적된 글리코겐이 분해되어 에너지로 사용된다. 따라서 운동 강도가 높으며 힘이 들고 숨이 차 오랫동안 운동을 할 수 없는 상태가 된다. 예를 들자면 100m 달리기, 역도, 투포환던지기 등이 이에 해당된다.

이와는 달리 유산소 운동은 산소를 효율적으로 사용하면서 숨이 차지 않고 장시간 지속적으로 할 수 있는 가벼운 운동이다. 에너지 사용속도가 느리기 때문에 지방을 연소시키는 탁월한 효과가 있다. 예를 들면 장거리 육상, 수영, 자전거, 빠르게 걷기 등이 있다. 따라서 체중 전체를 감량하기를 원한다면 유산소 운동이 좋다.

갑자기 운동을 시작하면 관절이나 골격에 무리한 충격이 올 수 있기 때문에 유산소 운동은 관절의 무리 없이 지방을 연소시키는 운동으로 적합하다. 하지만 특정 부위에 살이 찐 경우라면 유산소 운동만으로는 부족하다. 이때에는 해당 부분의 근육을 집중적으로 자극하는 무산소 운동도 병행해야 한다.

[표 13]에 100kcal로 소비되는 유산소 운동 종목과 시간을 나열하였으니 체중감량에 참고하길 바란다.

[표 13] 100kcal를 소비하기 위한 운동 종목과 시간

운동 종목	시간
산보	28분
빨리 걷기	10분
제자리 뛰기	6분
고정식 사이클링	6분
하이킹	22분
등산	24분
수영	10분
스키	14분
골프	19분

(2) 목표심박수

유산소 운동은 심장근육을 튼튼하게 한다. 하지만 무리한 운동은 심장에 부담을 줄 수 있다. 살을 빼기 위해 유산소 운동을 하는 것이 효과적이라면, 어느 정도의 운동 강도를 실시해야 심장에 무리가 없으며 지방연소가 잘 되는 걸까?

최대심박수의 60~80%의 해당되는 운동 강도로 목표심박수를 정하여 실시하는 것이 좋다. 하지만 개개인의 체력과 관절 이상 등을 고려하여 운동 강도를 정해야 한다.

그럼 최대심박수는 어떻게 구할까? 아래 공식을 보고 계산해 보자.

〈최대심박수를 구하는 공식〉

최대심박수: 220 − 나이

안정 시 심박수: 1분간 심박수(목이나 손목에서 맥박수 측정)

목표심박수: (최대심박수−안정 시 심박수)×70%(해당 %)+안정 시 심박수

목표심박수를 구하는 것이 어려울까? [표 14]의 예문을 보고 자신의 목표심박수를 구하면 된다.

[표 14] 목표심박수 구하기〈예문〉

예) 김모 씨는 40세이고, 안정 시 심박수는 60회, 목표 운동 강도는 60%로 하고자 한다.
- 최대심박수: 220-40=180
- 목표심박수: (180-60)×0.6+안정 시 심박수=132
원하는 트레이드밀 운동 강도는 심박수가 132 이상 되지 않도록 실시한다.

(3) 유산소 운동의 요령

유산소 운동은 미국의 쿠퍼 박사가 조종사와 우주비행사의 신체 연구 과정에서 시작되었다. 지속적인 산소소모 운동으로, 일정 시간의 운동을 통해 보다 많은 산소를 몸속으로 끌어들여 신체의 건강을 높여 준다는 것이 바로 유산소 운동의 원리이다. 그러므로 짧은 시간 내에 많은 에너지가 필요한 농구, 단거리달리기 등과 같은 무산소 운동과 비교해 보면 가볍게, 오래 지속하는 것이 올바른 유산소 운동의 요령이다.

우리가 일상생활에서 쉽게 할 수 있는 유산소 운동 종목 몇 가지를 소개하고 보다 효과적으로 할 수 있는 방법을 정리하였다.

① 쉽게 할 수 있는 운동을 원한다면 걷기 운동을 하자

걷기 운동은 가장 손쉽게 늘 할 수 있는 생활 속의 대표적인 유산소 운동이다. 그러나 무작정 걷기보다는 효과를 볼 수 있게 걷는 것이 중요하다.

걷기의 올바른 자세는 허리는 똑바로 세우고 배를 내밀지 않은 상태에서 반듯이 걷는 것이다.

걷기운동 전 처음 3~5분간 몸을 움직여 미리 몸을 풀어 주고, 30~60분 정도 하는 것이 적당하다. 1주일 단위로 목표를 설정하여 걷는 속도와 거리를 늘려가는 것이 바람직하다.

② 상쾌하고 즐거운 운동을 원한다면 조깅 운동을 하자

옆 사람과 대화가 가능할 정도의 속도로 달리는 운동으로 체내의 지방을 연소시키는 데 효과가 좋다. 운동 전에 5~10분 정도의 준비 운동을 하는 것이 바람직하며, 운동 시간은 30~60분 정도가 적당하다.

달릴 때는 손, 발, 어깨 등의 긴장을 풀고 몸은 땅과 수직으로 하고 되도록 무릎을 치켜들고 달리는 것이 좋다.

③ 비만으로 관절이 약하다면 수영 운동을 하자

활동량이 많아서 에너지가 많이 소요되는 운동이 수영운동이다. 고도비만과 관절에 무리가 있다면 수영 운동을 추천한다. 비만인은 과도한 체중을 지탱하기 버거워 무릎 등의 관절이 좋지 않은 경우가 많다. 때문에 지면에서의 운동보다는 물속에서 하는 아쿠아 운동 혹은 수영운동을 권장한다. 비만인의 경우 부력이 좋기 때문에 물에 잘 뜨는 장점이 있기 때문이다.

수영은 1주일에 3~4회 정도가 적당하며, 1회에 50분 정도 하는 것이 바람직하다. 수영을 하고 나면 식욕이 왕성해짐을 느낄 수가 있다. 이때 바로 음식을 섭취하지 말고 운동으로 빼앗긴 수분을 먼저 보충해야 한다. 수분 보충으로는 물이 좋다. 탄산음료는 절대 마시지 말아야 한다.

④ 신나는 음악과 함께 운동을 원한다면 에어로빅댄스를 하자

에어로빅은 여성들이 음악과 함께 흥미를 느끼며 재미있게 할 수 있는 운동으로 체중감량에 효과적일 뿐 아니라 특히 탄력 있고 볼륨 있는 몸매 관리를 할 수 있다는 장점이 있다.

1주일에 3~5회 정도가 적당하며, 시간은 1회에 40~50분 정도하는 것이 좋다. 처음부터 에어로빅을 격렬하게 하는 것은 몸의 무리를 가져오므로 초보자들은 주의해야 한다. 또한 연령과 기호에 따라 여러 에어로빅댄스 중에서 자신에게 맞는 에어로빅댄스를 고르는 것도 성공 포인트가 될 수 있다.

⑤ 적절한 운동 시간은?

새벽이나 저녁 식사 전은 운동의 효과를 높일 수 있는 시간이다. 새벽은 공복 때로 에너지원으로 지방산이 동원되기 때문이다. 저녁 식사 전이 효과적인 이유는 활기찬 운동은 식욕을 억제하는 작용을 하기 때문이다. 즉 식전 운동이 좋은 것은 바로 식욕을 떨어뜨리는 효과가 있기 때문이다. 그러나 기온이 뚝 떨어진 겨울철에는 새벽 운동을 피하는 것이 좋다.

⑥ 운동 시간은 길게, 강도는 낮게, 횟수는 1주일에 3~5회

지방 감소를 위해서는 최소한 운동 시간은 1회에 30분 이상이 되어야 한다. 유산소 운동으로 지방이 연소되려면 최소 20분 이상 운동을 해야 효과가 나타난다. 특별한 증상이나 합병증이 없는 경우에는 1회에 50~60분 정도가 적당하며 일주일에 3~5회로 하며 중간에 충분한 휴식을 갖도록 해야 한다.

05. 비만을 이기는 식이디자인

체지방감량과 영양균형은 살찐 사람들의 성공적인 체중조절을 위해 매우 중요하다. 체중감량을 위해 짧은 시간 무리하게 굶거나 약물을 복용하는 것은 영양소 결핍으로 이어질 수 있다. 그러므로 성공적인 체중감량을 위해서 충분한 시간을 두고 계획하여야 한다.

(1) GI 수치가 낮은 식품을 선택하라

먹으면서 살을 빼자. 최근 GI 수치를 이용한 성공다이어트법이 알려지면서 많은 사람이 이용하고 있는 방법이다(1장 [표 4] GI 수치표 참고). GI 수치는 주로 복합당질함량과 식이섬유질에 의해 결정된다. 가급적 수치가 낮은 식품을 선택하여 식사 때마다 요리하여 골고루 먹으면 성공적인 체중감량에 효과가 있을 것이다.

(2) 섬유소가 많은 해조류, 채소류를 많이 먹어라

해조류와 채소류는 섬유질이 풍부하여 체내 흡수되지 않고 다른 노폐물과 함께 밖으로 배출하기 때문에 변비해소에 좋다.

해조류는 바다의 채소로 알려져 있다. 그만큼 비타민과 무기질이 일반 채소류보다 많기 때문이다. 특히 다시마는 식이섬유인 푸코이단과 요오드가 풍부하게 함유되어 있다. 이것은 콜레스테롤 수치를 떨어뜨리고 동맥경화, 심뇌혈관 질환을 예방과 갑상선호르몬을 만드는 티록신성분을 만들어 신진대사를 높이는 효과가 탁월하다.

또한 채소류는 칼로리가 낮다. 체내에서 소화되는 과정에서 대사가 잘 되며 포만감을 느끼게 해준다. 이러한 이유로 채소를 아무리 많이 먹어도 살이 찌지 않는다. 채소는 생으로 먹거나 살짝 데치는 것이 좋다. 가급적 기름을 사용하지 않고 물을 살짝 넣어서 볶는 방법으로 요리하면 좋다.

(3) 음식에 소금량을 줄여라

소금의 주성분은 나트륨이다. 나트륨은 체내 수분과 체온을 조절한다. 그러나 짠 음식(인스턴트, 김치, 찌개류, 장아찌, 짭짤한 과자)을 지나치게 섭취하면 체내 나트륨이 올라가 삼투압 현상으로 물이 밖으로 나가지 않는다. 즉, 오줌 배출이 안 되며 몸은 붓는다. 저녁에 라면을 먹었을 때 아침에 얼굴이 부었던 경험이 있을 것이다. 바로 이 경우가 삼투압에 의한 물 흡수로 나타나는 현상이다.

짜게 먹으면 입안에 있는 침샘을 자극하게 된다. 이때 소화효소의 분비도 자극해 식욕이 올라간다. 따라서 음식을 많이 먹게 되어 살이 찌는 이유가 된다.

만약 짜게 먹었다면 칼륨이 많이 함유된 채소나 과일(토마토, 양배추, 사과, 바나나, 복숭아 등)을 먹어라. 칼륨은 나트륨을 배출시키는 효과가 있기 때문이다.

(4) 콩의 양을 늘려라

체중감량을 위해 콩을 많이 먹어야 한다. 콩에는 이소플라본이 들어있는데, 이소플라본은 체중감량, 동맥경화예방, 항암효과, 골밀도 증가, 갱년기 장애개선 등의 효과가 있다.

특히 비만으로 증가된 혈중 콜레스테롤은 동맥경화를 비롯한 심혈관 질환의 위험에 노출될 수 있다. 하지만 이소플라본 섭취는 [표 15]에서 처럼 혈중지질을 개선시킨다. 더욱이 운동과 병행했을 때는 더 많은 시너지효과를 낼 수 있다([표 15]에서 빨간색 칸 참고).

[표 15] 실험동물을 통한 이소플라본 섭취에 대한 혈중지질 효과

구분	대조군	이소플라본군	이소플라본+운동군	운동군
TC	94.88	72.5	76.88	74.25
TG	63.25	39.38	39.5	33.75
LDL-C	11.13	8	7.75	6
HDL-C	34.5	34.13	36.63	42.63

· TC(total cholesterol): 총콜레스테롤
· TG(triglyceride): 중성지방
· LDL-C(low-density lipoprotein cholesterol): 저밀도 지단백 콜레스테롤
· HDL-C(high-density lipoprotein cholesterol): 고밀도 지단백 콜레스테롤

〈체중감량 효과 2배 올리는 방법〉

1. 목표 체중을 정한다.
2. 식사 전 물 한 컵 혹은 야채와 과일을 먼저 먹는다(포만감 유도).
3. 낮은 GI 수치 식품을 선택하여 균형 잡힌 식사를 한다.
4. 공복 시 운동으로 효과를 올린다(약간 배고픈 상태).
5. 짠 음식, 단 음식, 간식 등을 피한다.
6. 매일 일기를 쓴다.
7. 보상을 받는다.

[표 16] 자신의 체중감량을 위한 헬스디자인 작성표 사례

이름	엄○○(29세)	체지방률	25%	성별	여성

현재 몸무게	목표 몸무게
68kg	1달에 2Kg씩 감량, 총 10kg 감량

나에게 알맞은 식이디자인
1. 낮은 GI 식품 선택하여 먹는다. 2. 고칼로리는 먹지 않는다. 3. 하루 3끼 나눠 먹기(절대 굶지 않는다) 4. 매일 먹을 것을 기록한다.

나에게 알맞은 운동디자인	
운동의 종류는?	자전거 10분, 걷기 10분, 자전거 15분
운동의 시간은?	60분(스트레칭, 부위별 집중 체조)
일주일에 몇 번 할 것인가?	일주일 5번 정도(수, 일 제외)
언제부터 할 것인가?	오늘부터

[표 16]의 사례를 참고하여 자신의 체중감량을 위한 헬스디자인을 [표 17]에 직접 작성해보자.

[표 17] 자신의 체중감량을 위한 헬스디자인 시트지

이름		체지방률		성별	

현재 몸무게	목표 몸무게

나에게 알맞은 식이디자인

나에게 알맞은 운동디자인	
어떤 운동을 하고 싶은가?	
운동시간은 어느 정도 할 것인가?	
일주일에 몇 번 운동할 것인가?	
언제 수행할 것인가?	

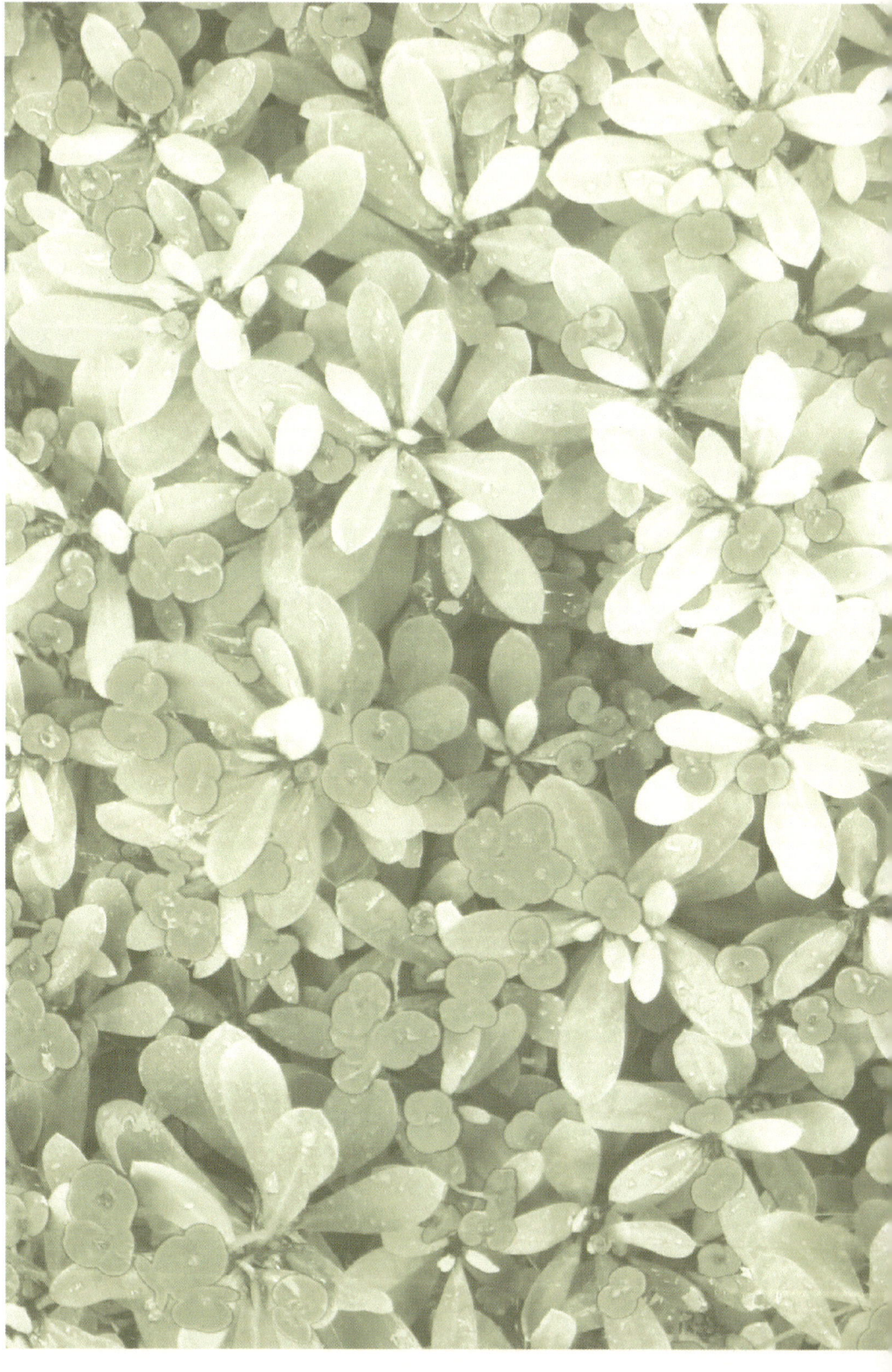

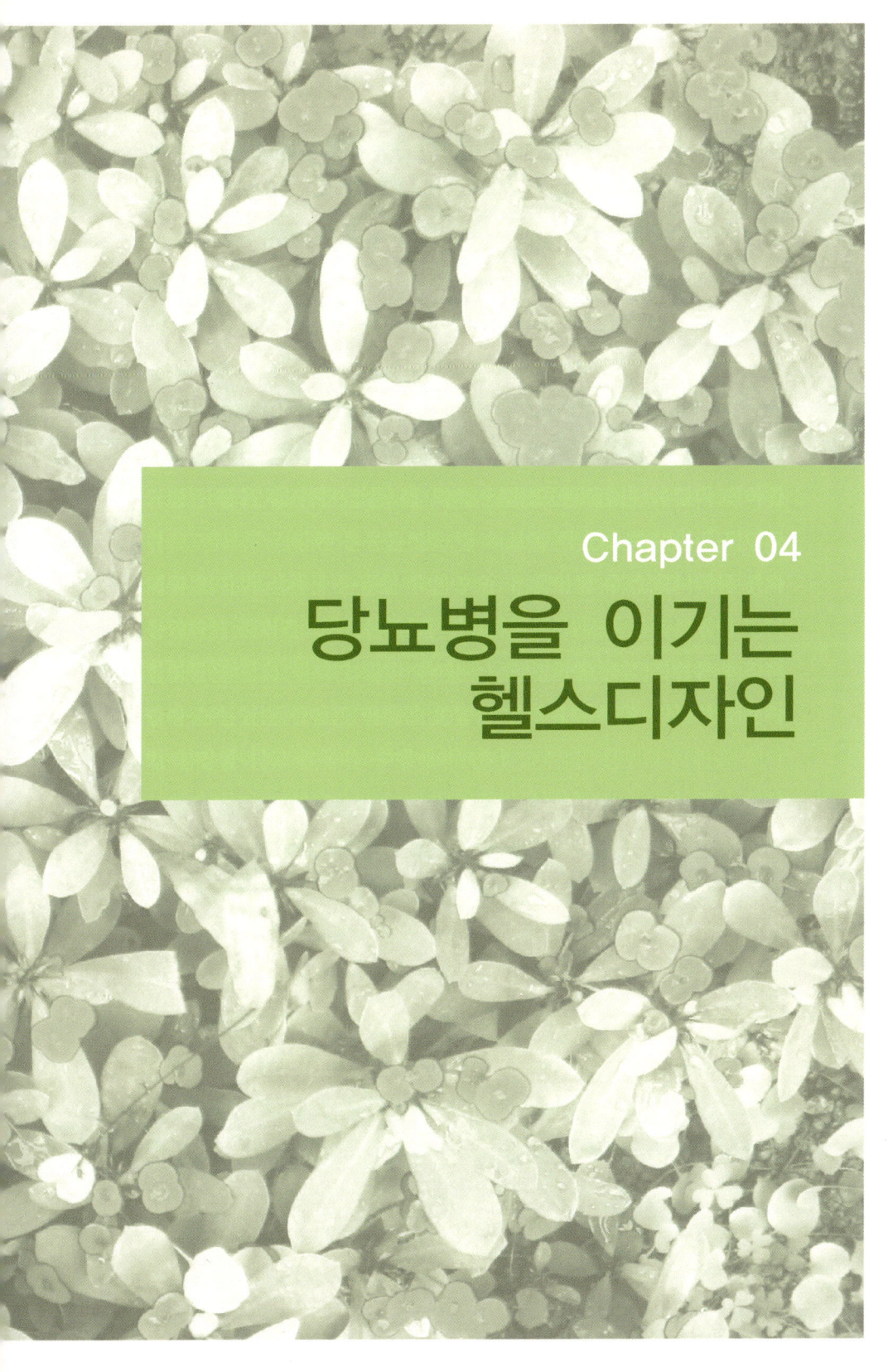

Chapter 04

당뇨병을 이기는
헬스디자인

당뇨는 주변에서 누가 진단을 받았다 하더라도 놀라지 않을 만큼 이젠 흔한 질환이 되었다. 당뇨는 아주 오래전부터 시작되어 왔고 오늘날 꾸준히 증가하고 있으며 2025년에 이르면 지금보다 2배 많아질 것으로 예측되고 있다.

현재 당뇨는 모든 치료방법을 사용하고 있어도 여전히 완치되지 못하고 있다. 당뇨를 앓고 있는 대부분의 사람들이 식이조절에 매우 어려움을 겪고 있기 때문이다.

당뇨병 환자는 일반사람들과 다르게 조금만 배가 고파도 식욕을 참지 못한다. 그래서 혈당 조절에 어려움을 호소한다.

사실 당뇨는 혈당조절만 잘해도 크게 걱정하지 않아도 되는 질환이다. 당뇨 환자 중에는 일반인처럼 정상적으로 활동하고 즐겁게 살고 있는 사람도 많다. 이들 중에는 수십 년 이상 당뇨와 더불어 살고 있는 사람도 있다. 하지만 높은 혈당수치로 관리가 잘 되지 않는 당뇨 환자들은 신부전(콩팥기능상실), 망막병증, 신경병증(신경손상), 피부손상 같은 합병증과 더불어 힘든 삶을 살고 있다.

만약 당신이 당뇨 환자라면 무조건 혈당을 낮추도록 노력해야 한다. 어떻게 혈당을 낮출 수 있을까? 당뇨에 대해 정확한 이해를 하고,

혈당을 낮춰 합병증 예방에 대한 건강디자인을 해보자.

01. 당뇨병의 원인은 무엇인가?

당(포도당)은 우리 몸을 움직일 때 사용되는 연료이다. 당이 공급되지 않으면 근육의 기능이 약해지고 다른 기관도 정상적인 기능을 하지 못한다. 이러한 이유로 우리 인체는 당에 의존하고 일정한 당 수치를 유지해야만 살 수 있다.

최근 서구화된 식생활 및 부족한 신체활동으로 당 조절에 문제가 나타나고 있다. 당 조절의 문제로 발생하는 것이 당뇨병이다.

당뇨병은 의학용어로 디아베테스 멜리투스(diabetes melitus)라 한다. '디아베티스'는 관을 통해 빠져나간다는 뜻이며, '멜리투스'는 당을 의미하는 라틴어에서 기원되었다. 즉 혈당이 소변을 통해 흘러나가는 것을 묘사한 것이다.

실제로 혈당이 높은 경우 소변을 찍어 먹으면 단맛이 나기 때문에 과거 혈당측정기가 없었던 시절에는 의사가 소변의 맛으로 당뇨를 진단하였다.

그렇다면 당뇨병의 원인은 무엇인가? 당뇨는 췌장(이자)에서 분비하는 인슐린 호르몬의 부족으로 나타나는 질환이다.

1922년 이후 인슐린 주사약물이 등장하였고, 30년 후에는 경우에 따라 먹는 약으로도 혈당을 낮출 수 있음이 밝혀졌다. 당뇨병은 크게 2가지 형태로 분류하고 있다. 제1형 당뇨병(인슐린 의존형)과 제2형 당뇨병(인슐린 비의존형)이다.

제1형 당뇨병(인슐린 의존형)은 주로 나이가 어린 사람에게 나타난

다 하여 '소아당뇨'라 불린다. 췌장에서 인슐린의 분비가 완전히 중단
되었거나 소량만 분비된 경우이며, 치료방법은 미리 준비된 인슐린
주사로 투여를 받아야 한다.

제2형 당뇨병(인슐린 비의존형)은 주로 중년 이후에 나타난다 하여
'성인당뇨'라 불린다. 인슐린 분비가 적게 만들어지거나 이용능력이
떨어지는 경우이며, 이러한 경우를 '인슐린 지힝싱'이라 한다. 인슐린
저항을 보이는 대표적인 조직이 지방과 근육이다. 인슐린은 포도당을
조직으로 넣어주는 역할을 하는 호르몬이지만, 체중이 증가하면 조직
세포가 인슐린을 밀어내 인슐린 저항성을 보인다. 그러므로 제2형 당
뇨병은 체중과도 밀접한 관련이 있으며, 먹는 약물, 식사 그리고 운동
등으로 인슐린 저항성을 낮출 수 있다.

02. 당뇨병의 증상

인슐린은 근육 내에 있는 단백질과 지방 분해를 억제시킨다. 따라
서 인슐린의 공급이 원활하게 이루어지지 않으면 인체 내 근육과 지
방을 구성하고 있는 단백질이 분해되고, 부산물들이 혈관에 쌓이게
되며, 이때 케톤이 생성된다. 이런 과정에서 혈액 속에 케톤 농도가
올라가면 혼수상태가 된다. 주로 제1형 당뇨에 발생되기가 쉽다.

그러나 제2형 당뇨병에서 케톤산증 혼수가 되는 경우는 매우 드물
다. 하지만 이들 당뇨병에서 나타나는 대표적인 증상이 있다. 그것은
다뇨(多尿), 다음(多飮), 다식(多食)의 3多 증상이다. 자세히 설명하자면,
인슐린 저항으로 포도당이 조직세포 내로 흡수되지 않고 피 속에 높
은 혈당이 지속되면 몸 밖으로 빠져나가기 위해 물귀신처럼 수분(물)

을 끌어들인다. 수분과 함께 포도당은 소변으로 빠져 나간다(다뇨). 이렇게 빠져나간 수분으로 인체는 갈증이 일어나고 부족한 수분공급을 위해 많이 마시는 현상(다음)이 나타난다. 이 과정에서 포도당도 빠져나갔기 때문에 체내 포도당흡수가 안 되어 체중은 줄고, 영양부족으로 세포들이 신호를 보내 배가 고프다. 이는 밑 빠진 독에 음식을 채울 수 없는 것처럼 계속 먹어야 하기(다식) 때문에 혈당조절이 안 되는 것이다. 그러므로 혈당을 낮추는 방법을 익혀 꾸준히 노력해야만 할 것이다.

[표 18] 당뇨병의 기준 수치(mg/dl)

구분	공복 시	식후 2시간 이내	식후 2시간 이후
당뇨 환자	140 이상	200 이상	200 이상
정상인	115 이하	200 이하	140 이하

03. 운동이 당뇨 치료약일까?

당뇨병이 있다면 규칙적인 운동을 해야 한다. 운동을 하면 혈당조절이 쉬워진다. 왜일까? 운동을 하면 지방과 근육에서 아디포넥틴(adiponectin)과 GLUT-4(glucose transporter-4)라는 치료 물질이 나오기 때문이다.

아디포넥틴은 지방을 비롯하여 여러 조직에서 생성하는 단백질이다. 그러나 비만과 당뇨병 환자들은 인슐린 저항으로 피 속에 인슐린 농도가 올라가 근육이나 지방에서 아디포넥틴의 생성을 방해한다. 이렇게 낮아진 아디포넥틴은 동맥경화와 같은 질환의 위험인자가 된다.

하지만 규칙적으로 운동을 하게 되면 아디포넥틴의 생성을 높일 수 있다. 신체활동으로 아디포넥틴의 생성이 증가하면 지방산의 이동과 산화와 관련된 유전자들을 활성 시킨 후 지방을 태우고 에너지를 산화시킨다. 이렇게 되면 인체 내 중성지방이 쌓이는 것이 억제되고 인슐린 저항성도 약해져 혈당이 감소된다.

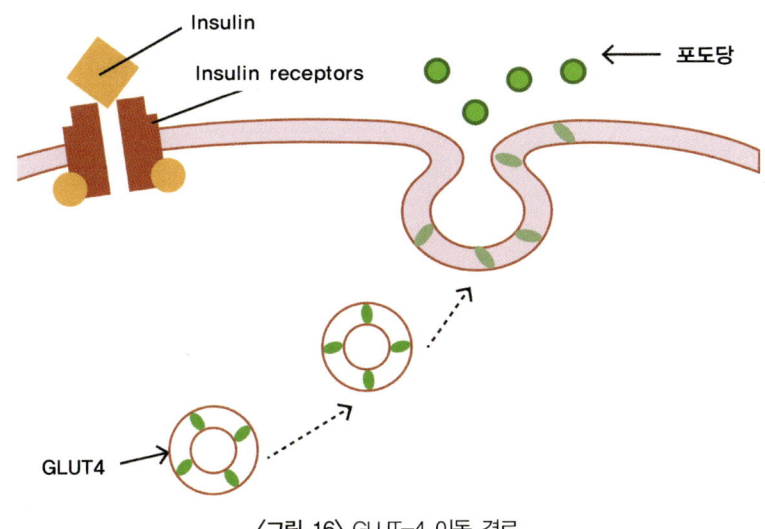

〈그림 16〉 GLUT-4 이동 경로

GLUT-4(glucose transporter-4)는 말 그대로 포도당을 운반하는 수송체이며 주로 근육, 지방, 심장에서 분비한다. 특히 당뇨병 환자들은 낮은 GLUT-4와 인슐린 저항으로 혈당수치가 높다.

그러나 운동으로 근육을 수축하여 세포들을 자극하면 근육 속에 자리 잡고 있던 GLUT-4의 활동이 증가한다. GLUT-4의 활동성으로 세포막 쪽으로 이동하여 세포막(수용체)을 통해 포도당을 세포 속으로 빨아들인다. 이때 포도당이 근육과 지방으로 흡수되면서 당 수치가 떨어진다. 따라서 운동에 의한 GLUT-4 증가는 포도당 대사 작용을 활발하게 하고, 인슐린 민감성을 더욱 좋게 만드는 효과를 가지고 있다(<그림 16> 참고).

실제로 앉아서 생활하는 사람과 운동하는 사람의 GLUT-4를 비교한 결과, 앉아서 생활하는 사람에 비해 운동하는 사람이 약 2배가량 높은 GLUT-4의 수치를 보이고 있다.

<그림 17>을 살펴보자. 이것은 실험동물의 복부 지방조직에서 GLUT-4의 분비가 운동으로 증가되었는지를 규명한 실험연구이다. 그림에서 알 수 있듯이, 운동군이 다른 군들에 비해 확실히 높은 수치의 GLUT-4의 분비를 보여주었고, 결국 인슐린의 민감성을 높여 정상혈당을 유지시키는 효과가 입증되었다.

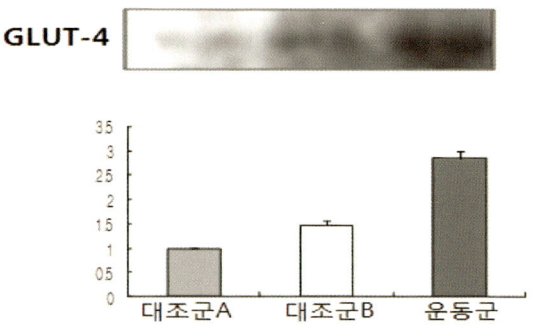

〈그림 17〉 GLUT 4 단백질 발현 분석 사진

당뇨에 있어서 운동의 효과는 제1형보다 제2형 당뇨병 환자에게서 더 크다. 제1형은 인슐린 투여와 운동을 병행해야 하지만, 앞서 설명한 바와 같이 제2형은 운동만으로 큰 효과를 얻을 수 있다. 왜냐하면 운동을 하면 말초조직의 혈류량이 늘어나 근육 및 지방세포의 인슐린 민감성을 활성 시키기 때문이다. 이로써 혈당이 내려가고, 체내에 인슐린의 양이 소량이라 하더라도 크게 작용한다. 그러므로 혈당을 낮추는 최상의 치료방법 중의 하나는 운동이며, 운동은 부작용 없이 할 수 있는 좋은 치료방법이다.

미국 당뇨병 협회에서는 제2형 당뇨병의 경우 운동과 체중조절이 최고의 치료법이라고 한다. 다른 병들은 병이 들면 쉬어야 되지만, 당뇨병은 몸을 움직이지 않으면 오히려 합병증에 걸릴 수 있다고 하였다. 그러므로 적당한 운동은 당뇨병 치료에 꼭 필요하지만, 무턱대고 계획 없이 무리하게 운동을 하면 오히려 해가 될 수 있으니 전문가와 상담하여 계획적으로 실시하길 바란다.

또한 혈당의 변화가 심한 환자나 동맥경화증, 심근허혈증과 같은 합병증이 있는 사람은 과격한 운동을 반드시 피하고, 의사의 전문적인 상담을 받고 운동을 수행해야 한다.

04. 당 조절을 위한 운동디자인

일반인이 운동을 하면 에너지가 소모되고, 혈당이 내려간다. 따라서 인슐린 분비가 멈추고 글루카곤이 분비되어 떨어진 혈당을 올려주기 때문에 일정한 수치의 혈당이 유지된다.

그러나 인슐린투여나 설포닐유레아계(sulphonylurea, 췌장을 자극하여 인슐린 분비를 촉진) 약물을 복용하는 당뇨 환자들은 피 속에 인슐린 농도가 높기 때문에 운동을 하면 포도당 흡수율이 평소보다 높아진다. 즉 저혈당이 될 가능성이 높다. 그래서 당뇨 환자들은 운동을 할 때 반드시 혈당 체크를 해야 한다. 그리고 정상 범위보다 약간 높은 혈당수치에서 하는 것이 운동 중에 저혈당을 막을 수 있다[표 18]의 혈당수치 참고). 혹시 운동 중에 저혈당 증상이 나타날 수 있으므로 당 흡수가 빠른 사탕이나 주스 등을 항상 휴대해야 한다.

당뇨와 관련된 식이요법에 대한 이해의 폭은 높은 편이나, 운동방법에 대해서는 아직도 이해가 부족하다. 다음은 당뇨를 위한 운동방법에 대한 설명이다.

(1) 유산소 운동을 하라

너무 피곤(무리)하지 않을 정도의 걷기, 조깅, 맨손체조, 수영과 같은 유산소성 운동이 좋다. 당뇨 환자들은 주로 혈액순환장애를 동반한다. 때문에 유산소 운동은 혈액순환을 촉진시키는 데 도움을 줄 수 있다.

(2) 정적 운동을 병행하라

합병증이 우려되지 않는 상태라면 벽 밀기, 매달리기, 요가 그리고 근력과 근지구력을 높일 수 있는 정적운동(isometric)을 병행하는 것도 좋다.

대부분의 당뇨병 환자는 비 당뇨병 환자와 같은 형태의 운동에 참가하는 것이 일반적인데, 비만형의 당뇨병 환자는 정형외과적 위험을 줄여야 하기 때문에 웨이트 트레이닝을 삼가야 하고 만약 웨이트 운동을 하고자 한다면 부담 가지 않는 무게로 하는 것이 좋다.

(3) 운동은 매일 하라

운동 빈도는 주당 5~7일 해야 한다. 제1형의 당뇨병 환자는 규칙적인 식이요법과 인슐린 수준을 유지하기 위해서 매일 운동을 해야 히며, 제2형은 체중관리를 위한 열량소비를 극대화하기 위해서 최소한 주 5일은 운동해야 한다.

(4) 하루에 최소 30분은 하라

운동시간은 당뇨병의 각 유형에 따라 다르나, 제1형은 운동 빈도가 높기 때문에 운동시간은 20~30분 정도로 한다. 하지만 제2형은 열량 소비량을 극대화하기 위해서 40~60분 정도 하는 것이 좋다.

운동 강도는 제1형은 최대운동능력(최대 심박수)의 60~80%, 제II형은 시간이 길기 때문에 최대운동능력의 50~70%로 유지함이 바람직하다.

따라서 너무 무리하지 않은 범위 안에서 몸 전체의 근육을 모두 움직이는 운동을 쉬지 말고 매일 규칙적으로 꾸준히 계속 반복하면 합병증예방뿐만 아니라 혈당조절에도 큰 효과를 볼 수 있다.

(5) 운동 시 주의할 사항

당뇨병 환자가 운동을 할 때에 특히 주의해야 할 사항이다.

① 식사는 운동 1~2시간 전에 한다.

② 인슐린 투여는 적어도 운동 1시간 전에 한다.

③ 인슐린 투여와 운동을 병행할 시는 인슐린 투여량을 줄인다.

④ 운동 신발은 통풍이 잘되는 것으로 선택해야 하며 청결에도 항시 신경 써야 한다.

⑤ 장시간 운동을 할 시는 저혈당에 빠질 수가 있으므로 30분마다 약간의 당분을 섭취한다.

⑥ 당뇨병 환자는 운동 중에 발생할 수 있는 저혈당에 대해 대처할 수 있도록 사탕 등을 휴대하여야 하며, 트레이너가 멀리서도 알 수 있도록 신발 혹은 의류 등에 표시를 하여 운동을 해야 한다.

(6) 운동 시 피부와 발 관리 어떻게 할까

높은 혈당은 소변과 함께 빠져나감으로써 피가 걸쭉한 상태가 된다. 즉 점성이 높아 혈액순환이 힘들어진다. 때문에 작은 미세혈관의 손상으로 피부와 발이 손상될 수 있다. 보통 발목 부분 혹은 아래쪽의 피부가 빨갛게 되고 얇아진다. 이러한 현상은 피부가 괴사된 것이며 안타깝지만 현대의학으로는 치료방법이 없다. 따라서 예방차원에서 꾸준히 관리를 해야 한다.

운동화는 혈액순환이 잘되도록 신발은 여유 있게 신어야 한다. 너무 꽉 조이는 신발은 피해야 한다. 양말은 양말봉합선의 마찰과 압박이 심한 것은 피한다.

발에 조금만 이상 징조가 나타나면 바로 의료인에게 보여준다.

05. 당 조절을 위한 식이디자인

당뇨 환자들은 무엇을 먹어야 하고 무엇을 먹지 말아야 할까? 당뇨에 걸렸다고 해서 무조건 제한하는 것보다는 건강한 식단으로 관리하는 것이 바람직하다. 즉 당뇨에 좋은 음식은 더욱 늘리고 해로운 음식은 줄이면 된다. 이는 당뇨 환자만 해당되는 것이 이니라 일반인들에게도 해당되는 사항이다. 혈당 관리를 위한 올바른 식사법을 정리하였다.

(1) 규칙적인 식사를 하라

당뇨병 환자들은 반드시 규칙적인 시간을 정해 식사와 간식을 섭취해야 한다. 그래야 혈당조절이 쉬워진다.

(2) 균형 잡힌 식사를 하라

음식 섭취에 있어서 특정 음식만 고집해서는 안 된다. 균형 잡힌 식사란 몸에 좋은 음식을 골고루 먹고 혈당조절에 해로운 음식은 가급적 피하는 것이다. 음식의 종류에 따라 이로운 것과 해로운 것을 알아두면 당 조절에 도움이 될 것이다.

(3) 유익한 탄수화물을 먹어라

한국인 밥상의 주인공인 탄수화물은 소장에서 분해되어 인체의 에너지원으로 사용되는 포도당으로 바뀐다. 종류로는 설탕류와 녹말류가 있다. 설탕류 음식에 함유된 포도당은 혈액으로 빠르게 흘러들어가며 혈당상승이 빠르게 일어나기 때문에 가급적 피하는 것이 좋다. 하지만 녹말류 음식은 혈당을 서서히 높이는 좋은 에너지원이다. [표 19]를 참고하여 설탕류와 녹말류 음식들을 알아두자.

[표 19] 설탕류와 녹말류 음식

설탕류	녹말류
설탕, 사탕, 초콜릿, 케이크, 단맛의 과자, 푸딩, 탄산음료	감자, 도정되지 않은 밀가루(국수, 빵), 쌀(현미), 과일, 곡물

(4) 낮은 GI 수치 식품을 먹어라

1장의 [표 4]를 참고한다. GI 수치가 낮은 식품을 선택하여 식사를 한다면 혈당조절에 유리할 것이다.

(5) 술은 조금만 먹어라

당뇨가 있는 남성 중에는 애주가가 많다. 필자가 당뇨에 대해 강연을 할 때 술에 대해 얘기를 하면 대부분 "술 없이 무슨 재미로 인생을 사나" 하신다.

하지만 당뇨 환자들은 술을 마실 때 그 양 조절이 잘 안 된다. 술은 어떤 상황에서도 저혈당을 일으킬 수 있기 때문에 과음을 피해야 한다. 기억해라. 적당한 술 조절이 어렵다면 금주를 해야 한다.

① 하루 3단위 이하의 술을 마셔라. <그림 18>에서처럼 포도주 1잔(100mL), 맥주 1컵(250mL), 증류수 작은 잔으로 1잔(25mL)은 1단위에 해당된다. 1L 증류수 1병은 알코올 약 42단위에 해당되니 3단위 이하면 보통 1~2잔만 마셔야 한다.

② 맥주는 피하라. 맥주는 보리로 만들었기에 당의 함유량은 적다. 하지만 알ㅋ올이 함량이 높이 지혈당이 될 가능성이 높다.

③ 탄수화물이 함유된 음식과 함께 술을 마셔라

④ 술과 알코올의 열량을 확인하라. 높은 열량은 당을 올릴 수 있다.

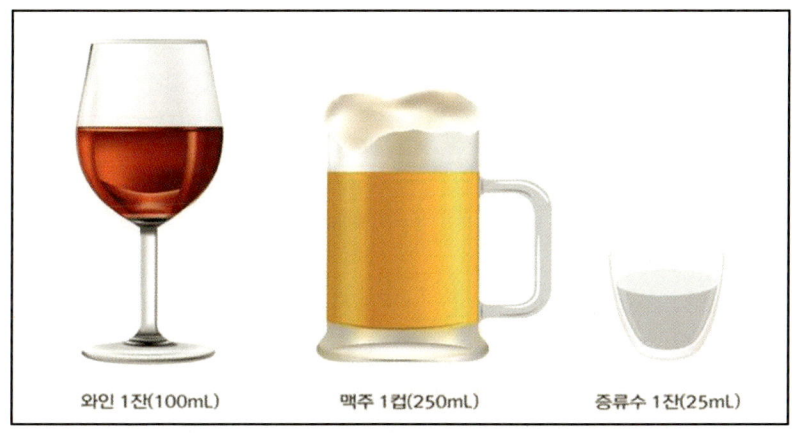

와인 1잔(100mL)　　맥주 1컵(250mL)　　증류수 1잔(25mL)

〈그림 18〉 알코올 1단위에 해당하는 술의 양

(6) 몸에 좋은 지방과 나쁜 지방을 구분하여 먹어라

지방이 무조건 해로운 것은 아니다. 지방도 좋은 지방과 나쁜 지방이 있기 때문에 그 종류를 구분해야 한다.

나쁜 지방은 포화지방(동물성 지방)이다. 주로 지방질이 있는 고기,

전지우유, 버터, 돼지기름 등에 많이 있다. 이런 종류의 지방은 혈관에 쌓이면 동맥경화, 죽상경화와 같은 질환을 일으킨다.

좋은 지방은 불포화지방이다. 불포화지방이라도 고도 불포화지방은 피해야 한다. 그 종류로는 해바라기 기름, 순수 식물기름, 옥수수 기름, 마가린 등이 있다.

단일불포화지방은 올리브기름, 유채기름, 홍화기름 등이 있다. 따라서 몸에 좋은 불포화지방은 단일불포화지방으로 섭취해야 한다. 그러나 지방은 열량이 높기 때문에 과잉 섭취는 체중을 늘어나게 한다는 것을 주의해야 할 것이다.

(7) 섬유질을 많이 먹어라

섬유질은 인체 내에서 흡수되지 않고 밖으로 배출되기 때문에 체중조절과 변비에 도움을 준다. 식사 때마다 섬유질을 포함하여야 하며 그 양은 하루 30g 정도면 된다. 섬유질도 가용성과 불용성으로 나뉜다.

가용성은 물에 녹으며 음식물의 흡수를 지연시키며, 불용성은 장 내 소화되지 않고 밖으로 배출된다.

따라서 섬유질의 섭취는 장의 운동을 활발하게 하는 식품이며, 가용성섬유질은 혈당조절과 혈중 콜레스테롤을 떨어뜨리는 효과가 있다. 종류는 구운 강낭콩, 완두콩죽, 곡물 등이 있다. 불용성섬유질은 도정하지 않은 곡물, 껍질이 있는 과일과 야채, 통밀로 만든 국수와 현미 등에 많다.

(8) 단백질은 꼭 챙겨 먹어라

단백질은 인체 대부분을 구성하고 있다. 인체조직을 보충해주고 성장기 어린이에게는 필수적이다. 하지만 하루에 많은 양의 단백질이 필요하진 않다. 1일 단백질 섭취는 12~15% 정도를 단백질의 형태로 흡수하도록 한다. 육류(고기, 생선, 유제품, 달걀) 섭취, 곡물(밥, 국수, 빵) 섭취를 통해서 하면 된다.

(9) 비타민과 무기질은 꼭 먹지 않아도 된다

균형 잡힌 식사를 한다면 굳이 따로 비타민과 무기질을 먹을 필요는 없다. 몇몇 연구진들에 의해 무기질(크롬, 셀레늄 등) 결핍이 당뇨 합병증을 일으킨다고 보고되어 있다. 하지만 현대의학으로는 음식에 들어 있는 무기질의 양이나 혈중농도를 명확하게 알아볼 방법은 아직까지 없다.

따라서 다른 영양소와 함께 무기질의 섭취를 보충하기 위한 최선의 방법은 다양하고 균형 잡힌 음식을 선택하여 먹는 것이다.

[표 20] 당뇨병환자의 음식

먹어도 되는 음식	피해야 할 음식
단백질(콩, 생선, 살코기, 달걀, 무지방 우유, 유기농 야채, 해조류, 껍질채 먹는 과일, 현미, 곡식, 견과류, 딸기, 사과, 토마토	설탕류(사탕, 초콜릿, 케이크, 단맛의 과자), 당도 높은 과일(수박, 홍시), 흰밀가루 음식(빵, 국수), 탄산음료, 포화지방, 고도불포화지방

[표 21] 당뇨합병증예방을 위한 헬스디자인 작성표 사례

이름	권○○(64세)	당뇨 종류	2형 당뇨	성별	여성
현재 몸무게 / 혈당			**목표 몸무게 / 혈당**		
60kg / 식전: 160, 식후: 240			2Kg 감량 / 식전: 140, 식후: 180		
나에게 알맞은 식이디자인 / 혈당 관리					

1. 낮은 GI 식품을 선택하여 먹는다.
2. 설탕이 들어간 가공식품은 피한다.
3. 규칙적으로 정해진 시간에 식사한다.
4. 매일 혈당체크를 한다.

나에게 알맞은 운동디자인	
운동의 종류는?	자전거 10분, 걷기 20분, 탄력밴드를 이용한 근력 운동(팔, 다리)
운동의 시간은?	점심식사 시간 후 약 50분간 실시
일주일에 몇 번 할 것인가?	일주일 6번 정도(일 제외)
언제부터 할 것인가?	오늘부터

[표 21]의 사례를 참고하여 자신의 당뇨합병증예방을 위한 헬스디자인을 [표 22]에 직접 작성해보자.

[표 22] 자신의 당뇨합병증 예방을 위한 헬스디자인 시트지

이름		당뇨종류		성별	
현재 몸무게 / 혈당			목표 몸무게 / 혈당		
나에게 알맞은 식이디자인					

나에게 알맞은 운동디자인	
어떤 운동을 하고 싶은가?	
운동시간은 어느 정도 할 것인가?	
일주일에 몇 번 운동할 것인가?	
언제 수행할 것인가?	

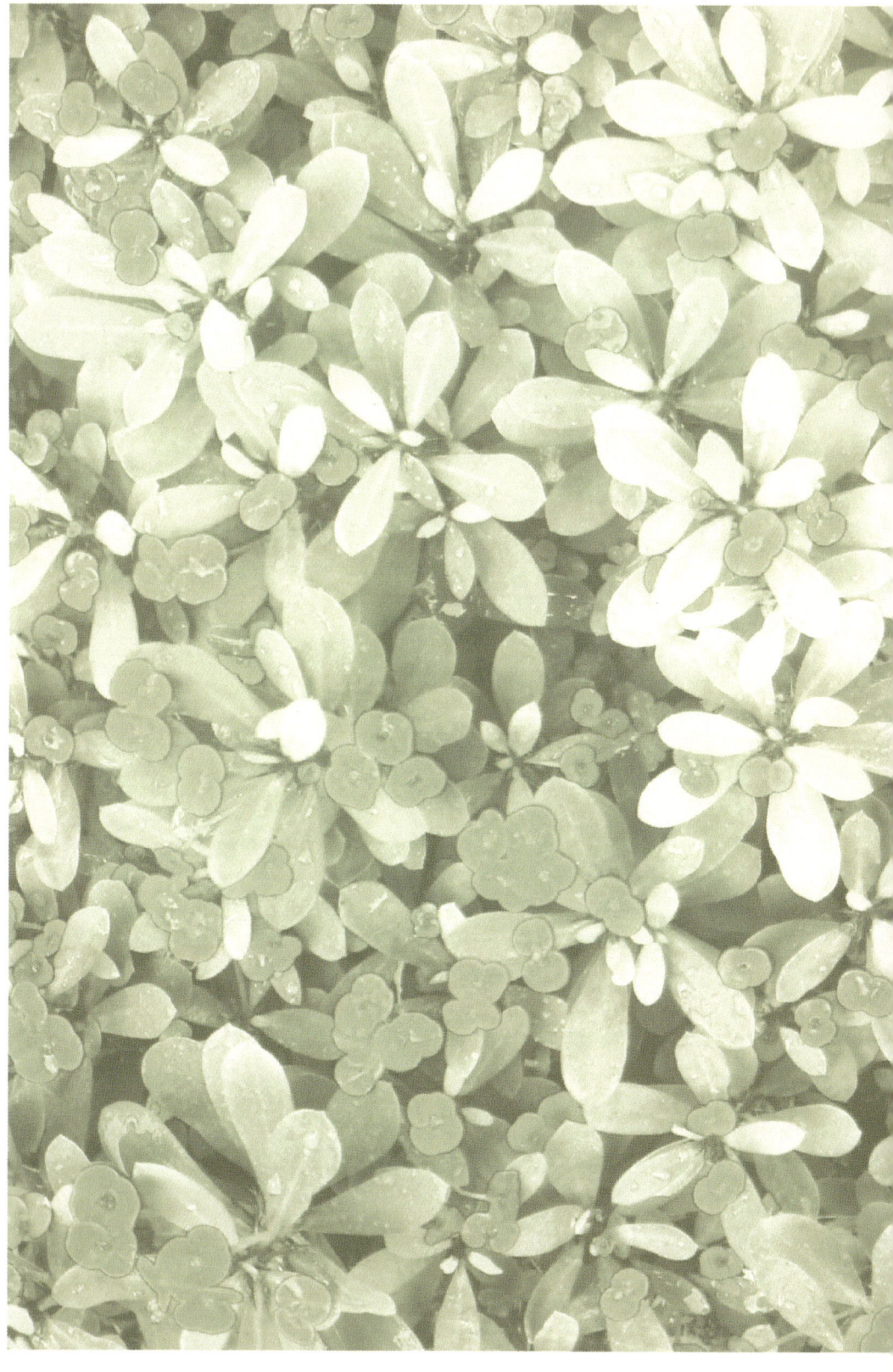

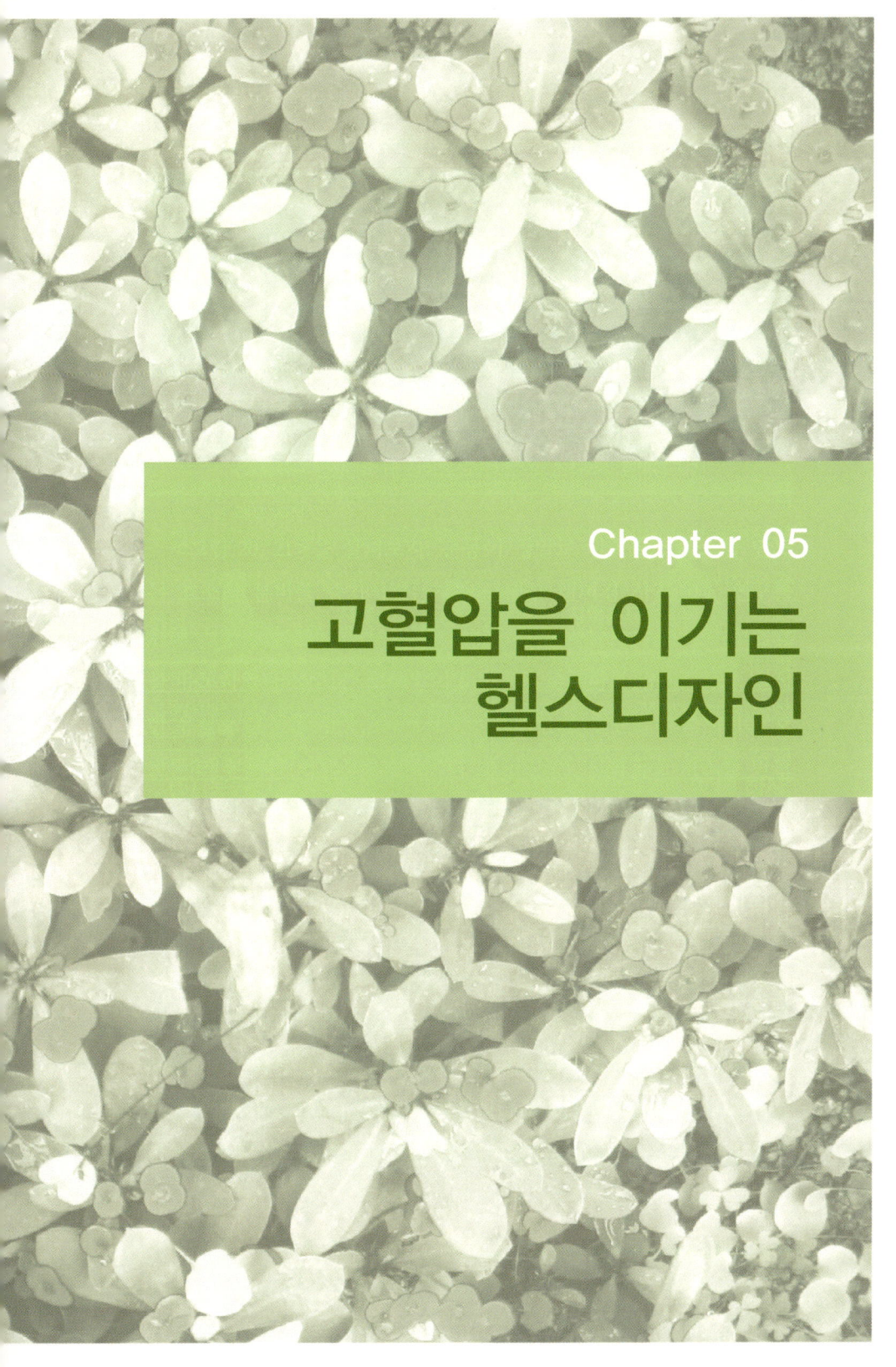

Chapter 05

고혈압을 이기는
헬스디자인

대기업을 다니던 모 부장님은 평소 혈압이 높아 혈압을 떨어지게 하는 방법을 내게 묻곤 했다. 수축기와 이완기혈압이 모두 높기 때문에 일단 약부터 복용해야 한다고 했지만, 약 복용에 있어서 망설여진다고 병원 가는 것을 미루고 있다. 사실 이러한 사례는 이 사람뿐만 아니라 고혈압을 가지고 있는 대부분의 직장인들의 고민이기도 하다.

만약 높은 혈압으로 심한 통증이 동반된다면 어떨까? 아마도 벌써 병원을 찾아갔을지도 모른다. 하지만 현실은 혈압이 올라가서 고혈압이 될 때까지 특별한 자각 증상이 없다. 그래서 '소리 없이 조이는 고혈압'이라 부르기도 한다.

그러므로 높은 혈압으로 인한 대책 마련이 절실하다. 왜냐하면 높은 혈압으로 팔다리가 마비되는 뇌졸중이나 심장기능의 문제 등으로 생명에 치명적인 결과를 가져올 수 있기 때문이다.

현재 당신의 혈압을 체크해 보았는가? 여전히 높은 혈압수치를 보이고 있다면 지금 당장 혈압을 낮추는 건강디자인으로 관리하길 바란다.

01. 혈압이란 무엇인가?

혈압이란 혈관 속에 흐르는 혈액의 압력이다. 혈관에 부딪히는 압력이 높으면 혈압이 올라가고, 압력이 내려가면 혈압 또한 내려간다. 흔히 정상혈압을 120/80mmHg로 보고 있으며, 여기서 120은 심장이 수축하여 혈액을 내보낼 때의 압력(수축기 혈압)으로 수치가 높다. 그리고 80은 전신을 돌고 심장으로 들어오는 즉, 심장이 이완할 때의 압력(이완기 혈압)이다. 그래서 그 수치가 낮다. 성인의 심장은 하루에 7,000번가량 뛰고, 뿜어내는 혈액의 양은 13,640L 정도이다.

세계보건기구에서는 고혈압은 나이, 성별에 따라 약간 차이가 있으나 수축기 혈압이 140 이상, 이완기 혈압이 90 이상일 때 경계성고혈압(140/90mmHg)이라 구분하며, 160/100mmHg 이상은 고혈압 환자로 정하였다. 고혈압의 문제는 말초 혈관의 저항이 높다는 것이다. 때문에 혈관이 높은 압력으로 버티지 못하게 되면 뇌나 심장에 치명적인 결과를 주게 되는 것이다.

가정에 있는 수도꼭지와 고무호스를 <그림 19>와 같이 상상해 보자. 수돗물을 틀고 고무호스 끝 부분을 손으로 조이면 호스 속에서 흐르던 물의 압력이 올라가 수도꼭지와 호스의 연결 부분이 터져버리고 만다. 여기서 고무호스는 혈관이며 호스 속에서 흐르는 수돗물은 피(혈액)에 해당한다.

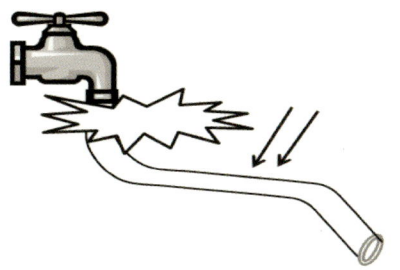

〈그림 19〉 수도꼭지와 고무호스

대기업에 다니던 47세 박모 씨는 미국 출장을 갔다가 한국으로 귀국하던 중 비행기에서 뇌혈관이 터져 중환자실에 입원하였다. 안타깝게도 2주 후 끝내 깨어나지 못한 채 세상을 떠났다. 원인은 고혈압이다. 평소 그는 혈압이 높았지만 약은 복용하지 않았다고 한다.

나중에 소식을 접한 친구들은 친구를 먼저 보낸 슬픔에 힘들어하였고, 자신들도 현재 혈압이 정상보다 높다고 하였다. 그들은 여전히 젊다고 믿었으며, 특히 몸에 이상증상이 없어서 '바쁜 일부터 해결하고 혈압관리를 해야지'하고 미뤄왔다는 것이다. 친구의 사건을 계기로 그들 모두 혈압 관리에 신경을 쓰기 시작했다.

필자는 건강한 혈관, 혈압을 보다 효율적으로 관리하는 방법을 그들에게 알려주었고, 그로부터 1년 후인 지금은 그들 모두 정상혈압으로 돌아왔으며 고혈압 치료약을 복용하지 않게 되었다.

02. 고혈압의 원인은 무엇인가?

고혈압을 일으키는 원인은 다양하다. 집안 내력인 유전 또는 다른 질환에 의해 나타날 수 있다. 그러나 고혈압 환자의 95% 이상은 특별한 원인이 없는 본태성 고혈압이다.

주로 나이가 들면서 혈압이 올라가지만, 주된 원인은 혈관 수축, 혈관구조의 변화, 심장근육 비대, 심장근육의 섬유화로 일어난다. 또한, 음식을 짜게 먹는 식생활습관도 영향을 미친다.

혈압의 수치는 시시각각 변한다. 잠을 잘 때, 음식을 먹고 소화할 때, 운동을 할 때, 휴식을 취할 때 등 모두 다르다. 그러므로 한 번 측정한 결과로 고혈압이라 판정하지 않도록 한다. 혈압의 측정은 자주 하는 것이 좋다. 특히 아침에 눈 뜨자마자 측정하는 혈압이 측정하기 가장 좋은 시간대이다. 두 달간 최소 3~4번 측정한 결과가 160/90mmHg 이상이 2번 이상 나오면 고혈압으로 진단되며 약물 치료를 해야 한다([표 23] 참고).

[표 23] 고혈압 분류(Joint National Commission)의 권고

분류	수축기 혈압(최고혈압)	확장기 혈압(최저혈압)
적정	<120	<80
정상 혈압	120-129	80-84
높은 정상혈압	130-139	85-89
고혈압		
경증 고혈압(1기)	140-159	90-99
중등중 고혈압(2기)	160-179	100-109
중증 고혈압(3기)	≥180	≥110

혈압은 교감신경계로 알려진 아드레날린과 노르아드레날린이 조절한다. 즉, 이들 호르몬들이 활동을 하면 혈관이 확장되거나 수축되는 것이다. 앞서 설명한 스트레스관리 부분에서 강도를 만나서 도망갈 때와 싸울 때의 신체변화를 기억하는가? 바로 위험한 상황을 지각하면 인체는 살기 위해 또는 위기 상황에 대처하기 위해 긴장상태를 만든다.

하지만 생명의 위협을 느끼는 전쟁시대와 달리 현대는 심리적 혹

은 감정적 스트레스가 교감신경계들을 자극한다. 때문에 심장박동수와 수축력이 높아지고 작은 미세혈관들이 수축한다. 그러므로 혈관의 저항이 높아져 혈압이 올라가는 것이다.

콩팥(신장)도 혈압조절에 관여를 한다. 콩팥은 혈압을 조절하는 레닌이라는 호르몬을 분비한다. 레닌은 폐에서 나오는 ACE(Angiotensis Convert Enzyme) 효소와 결합하여 안지오텐신 II(angiotensin II)를 만든다. 안지오텐신 II는 혈관을 수축시키는 호르몬으로서 부신에서 알도스테론(aldosterone)을 분비시킨다. 알도스테론은 콩팥에서 소금과 물을 흡수하는 기능을 하므로 혈압을 올라가게 만든다. 작은 혈관(소동맥)은 칼슘의 농도에 따라 혈압이 변한다. 즉, 칼슘농도가 높으면 혈압도 올라간다.

이 모든 작용은 한 가지 공통된 점이 있다. 모두 혈관수축이라는 것이다. 혈관은 근육층이 있어 고무줄처럼 수축과 이완을 한다. 때문에 혈압을 낮추는 약물들은 혈관수축을 억제하여 혈압을 내리게 하는 원리로 제조된다.

대표적인 약물은 ACE 억제, 칼슘통로 차단, 이뇨, 교감신경 차단을 하는 것들이다. 그러나 인위적으로 혈압을 낮추는 약물이다 보니 다소 부작용도 나타날 수 있다.

03. 운동이 고혈압 치료약일까?

운동이 고혈압 치료에 효과적인가? 운동은 교감신경계인 노르에피네프린(norepinephrine)의 활동도 억제시키기 때문에 높았던 혈압이 내려간다. 이러한 이유로 세계보건기구에서도 고혈압 치료를 위한 비약

물요법으로 운동을 적극 추천하고 있다.

　최근 높은 혈압이 운동으로 감소되는 이유를 과학적으로 증명하였다. 그것은 운동이 모세혈관 내 혈류를 조절하여 산소공급을 좋게 하는 무엇인가가 있기 때문이다. 걷거나 수영 같은 유산소 운동을 예로 든다면, 몸을 움직이기 위해서는 근육들이 수축해야 한다. 이때 근육을 수축하기 위해서는 신경전달물질(아세틸콜린)이 나와야 하며, 이로 인해 근육세포 주변에 숨어있던 칼슘이 나오게 된다. 칼슘은 세포 안으로 들어가면 산화질소(nitric oxide)라는 가스를 방출한다. 마치 방귀를 뀌듯 뿜어낸다. 가스에 놀란 혈관근육은 이완(확장)한다. 산화질소 가스는 운동을 하고 나서 1시간 후부터 방출되며 24시간 동안 유지된다. 즉 혈관수축으로 올라갔던 혈압이 운동을 하고 나면 혈관의 이완으로 혈압이 내려가 하루 동안 유지된다.

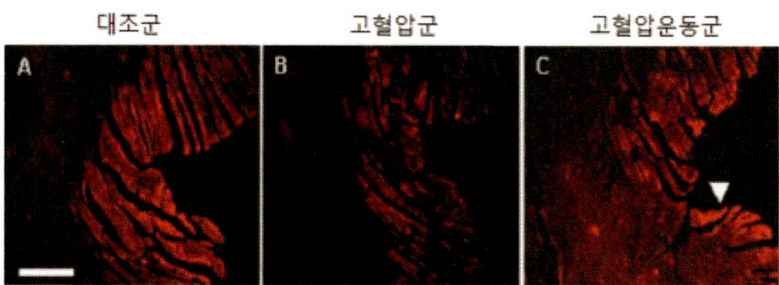

(그림에서 안지오텐신 Ⅱ는 빨간색 형광을 나타내며, 고혈압운동군의 안지오텐신 Ⅱ가 고혈압군에 비해 상대적으로 낮은 발현을 보임)

〈그림 20〉 심장근육 내 안지오텐신 Ⅱ의 조직학적 현미경 사진

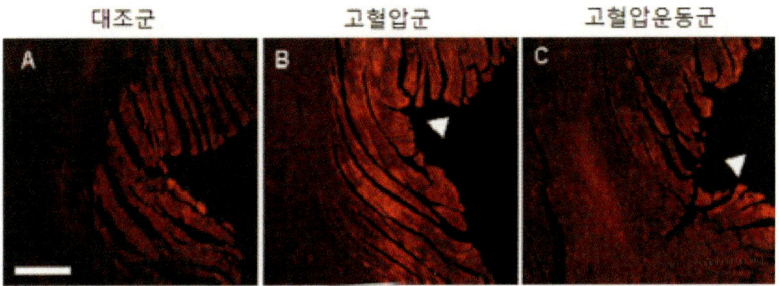

| 대조군 | 고혈압군 | 고혈압운동군 |

(그림에서 산화질소합성효소는 빨간색 형광을 나타내며, 고혈압운동군의 산화질소합성효소가 고혈압군에 비해 상대적으로 높은 발현을 보임)

〈그림 21〉 심장근육 내 산화질소합성효소의 조직학적 현미경 사진

<그림 20, 21>을 살펴보자. 운동이 정말로 산화질소 가스를 만드는 효소의 분비를 증가시켰는지를 규명한 현미경 사진이다. 연구를 위해 실험동물에게 혈관이완을 억제시키는 약물을 투여하여 고혈압을 유도하였다. 장기간 고혈압이었음에도 불구하고 규칙적으로 실시한 유산소 운동은 심장근육에서 안지오텐신 Ⅱ(혈관을 수축시키는 호르몬)의 분비를 억제시켰고(<그림 20> 참고), 산화질소 가스를 만드는 효소의 분비를 높여(<그림 21> 참고) 혈압을 떨어뜨렸다.

만약 안지오텐신 II의 지속적인 분비증가로 혈관수축이 장기간 유지되면 심장근육과 관상동맥의 세포들은 죽는다. 이때 죽은 세포(갈색점 확인)에 의해 심장근육은 병적으로 비대해진다(<그림 22> 참고). 그러므로 장기간 고혈압을 가지고 있다면 운동을 통해 심장손상을 예방할 수 있을 것이다.

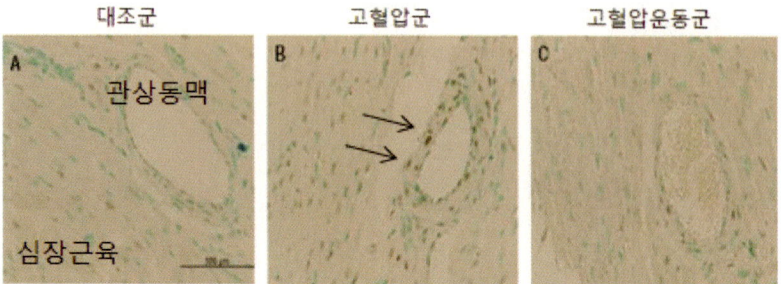

대조군   고혈압군   고혈압운동군

관상동맥

심장근육

(화살표 갈색점)의 현미경 사진 (그림에서 죽은 세포는 갈색점을 나타내며, 고혈압운동군에서 죽은 세포가 고혈압
군에 비해 상대적으로 적음)

〈그림 22〉 심장근육과 관상동맥벽에서 죽은 세포

04. 고혈압을 내리는 운동디자인

    규칙적인 운동이 혈압을 저하시키는 데 많은 도움을 준다는 사실은 이미 많은 연구에 의해 밝혀졌다. 다음 [표 24, 25]는 필자가 연구실에서 고혈압동물 모델을 통해 8주간 운동을 하고 난 후 나타나는 이완기와 수축기 혈압의 변화를 나타낸 것이다.

    표에서 알 수 있듯이 8주간의 운동은 이완기와 수축기 혈압 모두 떨어뜨리는 효과가 있다. 이것은 운동이 노화에 따른 동맥의 탄력성 저하를 방지하고, 혈관의 확장성을 유지하거나 높여 주었기 때문에 혈압의 수치가 떨어진 것이며, 이후 정상적인 혈압을 지속적으로 조절해준 결과라 할 수 있다.

[표 24] 8주간 운동으로 이완기 혈압의 변화표

(단위: mmHg)

구분	정상군	고혈압군	고혈압운동군
1주	87.5	152.1	150.4
2주	88.8	145.0	143.6
3주	87.0	148.0	129.0
4주	85.7	148.2	119.4
5주	89.7	140.1	97.4
6주	87.4	168.1	91.5
7주	89.7	144.7	87.7
8주	87.7	148.7	87.4

[표 25] 8주간 운동으로 수축기 혈압의 변화표

(단위: mmHg)

구분	정상군	고혈압군	고혈압운동군
1주	118.6	175.0	174.8
2주	118.4	178.0	168.9
3주	115.9	173.4	156.6
4주	117.8	169.2	147.3
5주	113.9	171.3	138.8
6주	116.0	168.1	133.6
7주	117.2	174.6	127.3
8주	114.6	175.3	122.3

운동으로 혈압이 감소된다면 정상인의 혈압은 어떻게 되는가? 혹 저혈압이 되는 건 아닌가 하는 의문이 있을 수 있을 것이다. 하지만 신비롭게도 정상혈압이 운동을 계속한다고 해서 저혈압이 되거나 저혈압을 더욱 악화되는 경우는 거의 없다. 단 주의해야 할 것이 있다. 운동 시 최고 혈압이 180mmHg 이상이 되지 않도록 운동을 선택해야 한다.

(1) 무거운 중량 운동은 피하라

몸을 격렬하게 부딪치는 경쟁적 운동이나 팔굽혀 펴기, 물구나무서기, 턱걸이, 무거운 웨이트 운동은 순간적으로 힘을 많이 써야 한다. 힘이 많이 들어가는 운동은 혈압을 높게 만들기 때문에 피하는 것이 좋다.

과거에 노인들이 화장실에서 대변을 볼 때 변비로 무리하게 힘을 주다가 돌아가시는 경우가 있었는데, 바로 혈압상승 때문이다.

(2) 가벼운 유산소 운동을 하라

심장 질환의 경우와 마찬가지로 가벼운 유산소성 운동을 선택하고, 30분 정도 하는 것이 바람직하다. 격한 운동이 아니라면 어떤 운동이든 조금씩이라도 매일 거르지 않고 지속하는 것이 바람직하다. 앞서 설명했듯이, 산화질소 방출시간이 24시간 이내이기 때문이다. 산책이나 자전거를 타는 것도 좋지만 여의치 않다면 집안에서 체조를 하거나 발뒤꿈치를 들고 하는 가벼운 줄넘기도 효과가 크다. 아침 운동 후에 갖는 가벼운 미온욕은 기분을 상쾌하게 해 줄 뿐만 아니라 식욕도 북돋아 준다. 적당한 식사와 더불어 지속적으로 할 수 있는 운동으로 주말에 땀을 흘릴 만한 등산이나 자전거 하이킹 또는 골프와 같은 계획을 세우는 것도 크게 도움이 될 것이다.

그러나 혈압에 대한 강하제를 투여하고 있는 고혈압 환자의 경우엔 운동 시에 약물의 종류에 따라 여러 가지 증세가 나타날 수 있어 세심한 주의가 요망된다.

(3) 추운 겨울에는 낮에 운동하라

추운 계절에 실시하는 운동은 기온이 낮은 아침보다는 기온이 상승하는 낮 시간이나 실내 공간을 선택하는 것이 바람직하다. 왜냐하면 날씨가 추우면 혈관이 수축하여 혈압이 더 올라가기 때문이다.

(4) 운동 전 준비운동과 운동 후 정리운동을 하라

운동 전에 반드시 3~4분의 준비운동과 운동 후 5~6분의 정리운동을 실시하도록 하며, 운동시간은 20~30분 정도로 1주일에 4회 정도 실시하는 것이 바람직하다. 그러나 운동이 힘들고 벅차다고 생각될 때엔 한 단계 낮춰 실시하는 것이 좋다.

다음은 앞서 제시한 운동 원리에 맞춘 단계별 운동프로그램 한 가지를 제시한 것이다.

〈1단계〉

국민체조 실시 후, 보통 걸음으로 100m, 빠른 걸음으로 500m, 그리고 보통 걸음으로 다시 100m를 걷고 나서 미온욕을 한다(2일간).

〈2단계〉

국민체조 실시 후에, 빠른 걸음으로 200m를 걷고 나서, 조깅으로 100m를 달린다. 조깅 후 보통 걸음으로 100m를 걷고 나서, 다시 조깅으로 100m를 달린 후, 심호흡을 한 다음 가볍게 정리 체조를 한다. 그다음 30℃ 정도의 물로 샤워를 한다(7일간).

〈3단계〉

심호흡을 한 다음 가볍게 준비체조로 몸을 푼다. 빠른 걸음으로 100m, 조깅으로 200m를 달리고 나서, 심호흡 후 경사진 언덕이나 계단 오르내리기를 1분씩 2회 반복한다. 다시 정리운동 후 20~30℃의 물로 샤워를 한다(7일간).

〈4단계〉

가볍게 준비체조로 몸을 푼 다음, 빠른 걸음으로 500m 걷고 나서, 다시 200m 조깅을 실시한다. 그다음 조금 빠른 속도로 경사진 언덕이나 계단 오르내리기를 2분 실시한 후, 걷기 100m와 조깅 200m를 실시한다. 정리체조 후에 샤워를 하되 냉수욕을 할 경우에는 가슴에서 먼 곳으로부터 서서히 적셔 간다.

〈5단계〉

준비체조 후 걷기 1,000m, 조깅 500m, 걷기 100m를 하고 나서, 그다음으로 달리기 100m를 실시한다. 심호흡 후 정리체조를 한다. 가볍게 샤워를 한다.

05. 고혈압을 내리는 식이디자인

식사습관에 조금의 변화만 주어도 혈압관리에 도움을 줄 수 있다. 실천하기가 쉽지는 않지만, 약물치료 없이 혈압을 내리는 데 성공할 수 있으므로 최선을 다해 실천해 볼 가치가 있다고 생각한다.

(1) 소금 섭취를 줄여라

에스키모인은 세계에서 가장 적은 소금을 섭취한다. 이러한 식습관으로 고혈압 발병률이 낮은 민족으로 유명하다.

전문가들은 소금의 섭취를 확실히 줄이라고 권장하고 있다. 짠 음식을 먹으면 갈증이 나서 물을 많이 마시게 된다. 짠 음식에 물이 들어가야 희석되는 것처럼, 몸에도 소금이 들어오면 물이 많이 필요로하게 된다. 짜게 먹으면 삼투압의 작용으로 물을 흡수하기 때문이다. 물의 흡수로 혈액의 양이 늘어 혈관이 팽창하게 되면 압력이 더 올라간다. 때문에 고혈압 치료에 있어서 소금 섭취를 줄여야만 한다.

(2) 칼륨 섭취를 늘려라

칼륨의 섭취는 늘리면, 혈압이 떨어진다는 사실은 여러 차례 입증된 바 있다. 그러나 칼륨소금 혹은 정제된 보충제로 식이를 늘리는 것보다는 신선한 과일과 채소를 많이 먹어서 나트륨 배출을 하는 것이 바람직하다.

(3) 다이어트를 해라

몸무게 1kg 감량을 하면 혈압은 1mmHg씩 줄어든다. 따라서 165/95mmHg로 혈압이 높다면 체중감량부터 해야 한다.

(4) 술은 약간만 마셔라

'술은 먹어도 되는가?'라고 물으면 대부분 먹지 말아야 한다고 생각
한다. 하지만 혈압에 있어서 약간의 술은 오히려 혈압을 내려준다는
연구결과가 있다. 그러므로 완전히 금주할 필요는 없다.

개인의 주량에 따라 다소 차이가 있을 수 있지만, 남성은 1주일에
21단위, 여성은 14단위 이상의 알코올을 마시지 않도록 한다[참고로
알코올 1단위: 맥주 1컵(250mL), 포도주 1잔(100mL)이다].

[표 26]은 고혈압 치료를 위한 헬스디자인 작성 샘플을 보여준 것
이다.

[표 26] 고혈압 치료를 위한 헬스디자인 사례

이름	최OO(48세)	키 / 체중	160 / 64	성별	여성
현재 혈압(합병증 유무)			건강목표		
158/93mmHg, 제2형 당뇨			6Kg 감량(6개월간), 130/85mmHg		
나에게 알맞은 식이디자인 / 혈압관리					
1. 싱겁게 먹는다. 2. 채소와 과일을 많이 먹는다. 3. 소식한다. 4. 매일 혈압측정을 한다.					
나에게 알맞은 운동디자인					
운동의 종류는?			준비운동 5분, 걷기 30분, 공원 내 있는 운동기구 이용 10분, 정리운동 5분		
운동의 시간은?			아침식사 시간 후 약 50분간 실시		
일주일에 몇 번 할 것인가?			일주일 4번 정도(화, 목, 토, 일)		
언제부터 할 것인가?			오늘부터		

[표 26]의 사례를 참고하여 자신의 고혈압 치료를 위한 헬스디자인을 [표 27]에 직접 작성해보자.

[표 27] 자신의 고혈압 예방을 위한 헬스디자인 시트지

이름		키 / 체중		성별	
현재 혈압(합병증 유무)			건강목표		
나에게 알맞은 식이디자인					

나에게 알맞은 운동디자인	
어떤 운동을 하고 싶은가?	
운동시간은 어느 정도 할 것인가?	
일주일에 몇 번 운동할 것인가?	
언제 수행할 것인가?	

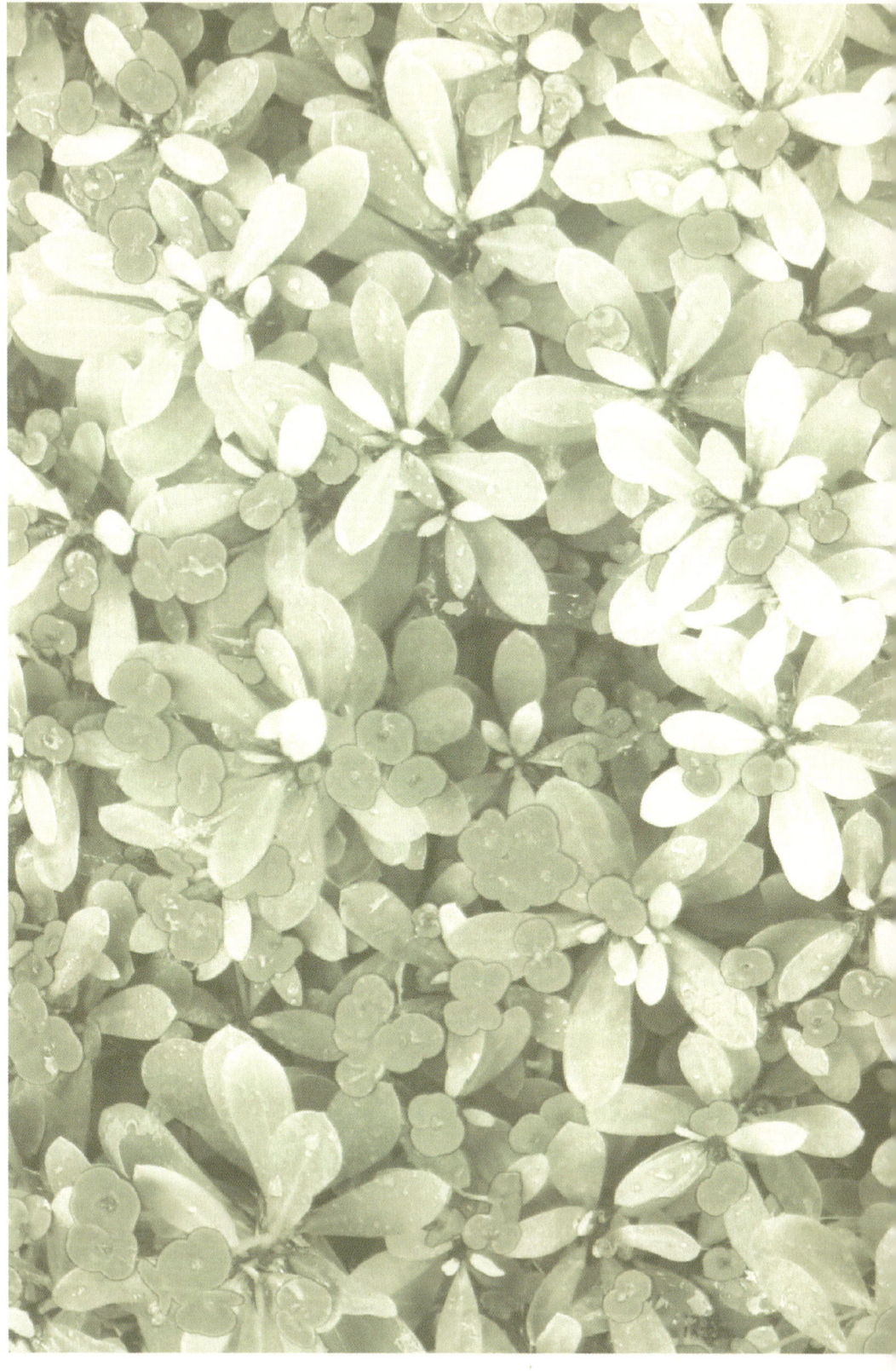

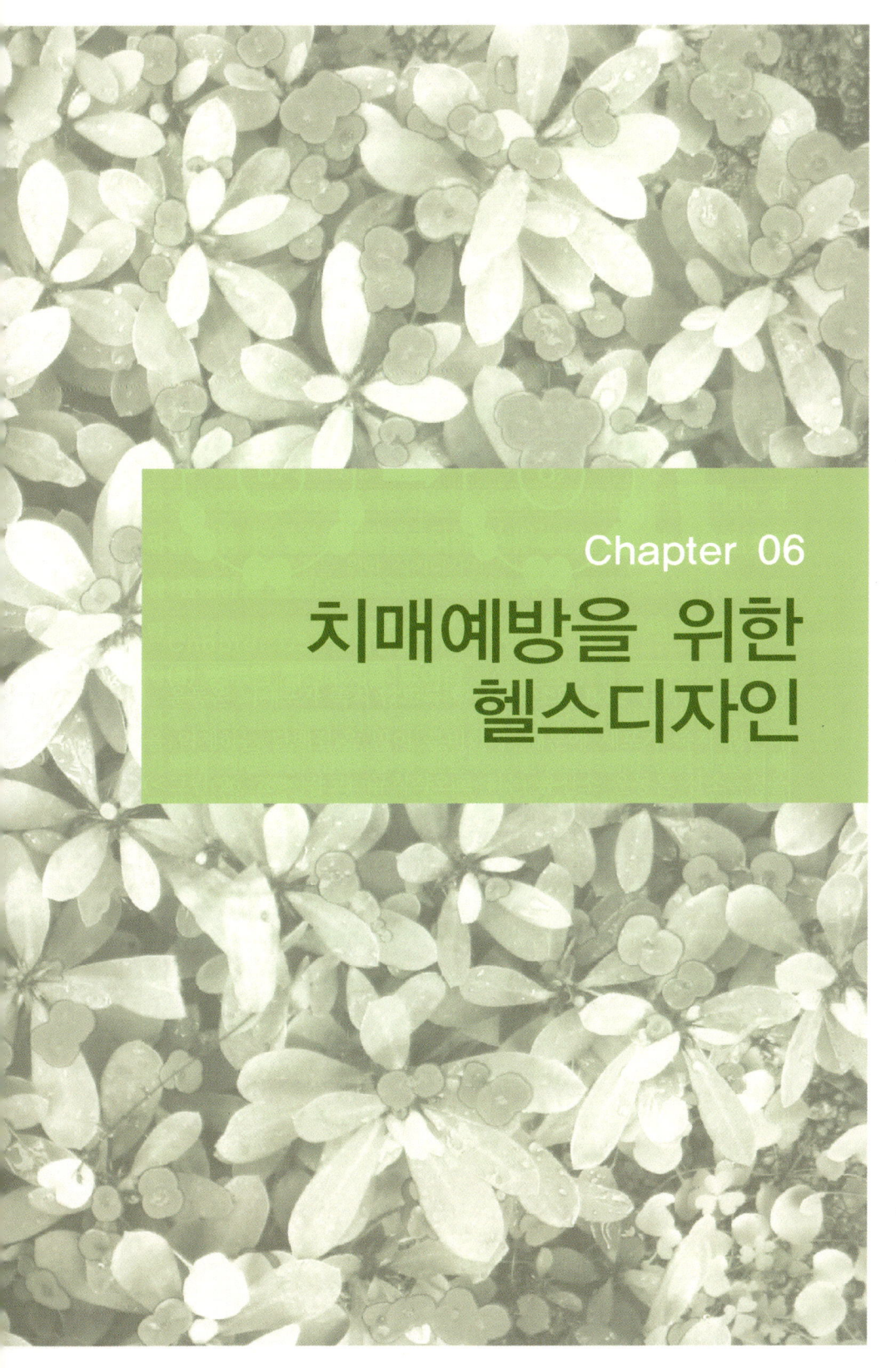

Chapter 06

치매예방을 위한
헬스디자인

영화 「내 머릿속의 지우개」는 알츠하이머치매에 걸린 여자와 그녀를 지극히 사랑한 한 남자의 로맨스를 다뤄 주목을 받았다. 여자주인공 수진은 유달리 건망증이 심하다. 남자주인공인 철수와의 만남도 건망증으로 인해 시작된다. 둘은 결혼 후 행복한 나날을 보내지만 수진의 건망은 점점 심해진다. 결국 병원을 찾은 수진은 뇌세포가 죽어서 생기는 병, 즉 알츠하이머치매 진단을 받게 된다.

우리도 평소 가끔 무언가를 깜빡 잊어버리는 경우가 있다. 그러다 금세 생각이 나곤 한다. 이것은 건망증이다. 건망증 증상이 점점 더 심해지면? 내가 치매인가? 하는 생각이 들기도 한다. 정확한 검사를 해보면 알겠지만 단순히 건망증이라면 충분히 치료가 되지만, 치매는 치료 자체가 쉽지 않다.

집에서 핸드폰을 어디다 두었는지 깜빡 잊고 핸드폰을 찾다가 아차 싶어 냉장고 문을 열어보니 냉장고 안에 핸드폰이 있었다던 한 주부가 있었다. 한 번은 이 주부가 친구와 핸드폰으로 통화를 하면서 다른 손엔 쓰레기봉투를 들고 밖으로 나갔다고 한다. 한참을 통화하다가 주부는 쓰레기봉투를 버리더니 갑자기 친구에게 당황된 목소리로 말했다. "어머, 내 핸드폰! 친구야 나 핸드폰이 없어졌어! 어떡하지?" 그랬더니 친구가 "너 지금 나랑 통화하고 있잖아~ 그거 핸드폰 아냐?", "어? 맞다~ 호호호" 한편으로 우습기도 하지만 이런 상황이 주변에서 더러 일어나곤 한다.

나이가 들면서 깜빡하는 증상은 점점 더 심해진다. 언젠가 나도 치매에 걸리지 않을까? 하고 걱정하는 사람이 많아지고 있다. 이젠 치매라는 단어가 일상생활어로 자리 잡게 되었고, 치매예방에 대한 관심도 고조되고 있다.

만약에 대비하여 적절한 식이조절과 운동을 통해 관리한다면, 치매를 예방하고 치매시기를 좀 더 뒤로 연장할 수 있을 것이다.

01. 치매란 무엇인가?

치매는 기억력과 인지능력이 떨어지는 병이다. 주로 나이가 들면서 나타나는 질환이며 장수시대와 더불어 꾸준히 증가하고 있다.

치매는 크게 두 가지로 구분되는데, 혈관성치매와 알츠하이머치매이다.

혈관성치매는 뇌 속 혈관이 막혀 영양공급이 되지 않아 뇌세포들이 배고파 죽는 질환이다. 뇌 속 혈관이 막혔다 하여(뇌경색, 뇌출혈) 무조건 혈관성치매에 걸리는 것은 아니다. 예를 들어, 가늘고 작은 혈관이 막혀 뇌세포의 양이 적게 죽는다면 뚜렷한 치매증상은 나타나지 않는다. 하지만 여러 혈관들이 막히거나 큰 혈관이 막혀 죽어 나가는 뇌세포의 양이 많으며 치매증상이 나타난다.

뇌는 인체의 모든 장기들을 조절하는 뿌리와도 같다. 때문에 그만큼 많은 영양분을 필요로 한다. 그래서 뇌는 무수히 많은 혈관들로

이루어져 있으며, 혈압과 혈중콜레스테롤이 높은 사람은 혈관성치매에 걸릴 확률도 높다.

뇌로 공급되는 혈액이 원활하면 치매 걱정은 하지 않아도 되는 걸까? 아니다. 앞서 언급한 치매의 종류 중 나머지 하나인 퇴행성 알츠하이머치매가 있다.

알츠하이머치매는 혈관성치매와는 원인이 다른 것으로, 1907년 독일의 알츠하이머라는 정신과 의사에 의해 처음 발견되었다. 병을 발견한 의사의 이름을 따 병명을 지은 것이다.

최근 분자생물학 및 유전학의 발전으로 알츠하이머치매의 원인이 밝혀졌다. 바로 뇌 속에 아밀로이드(amyloid)라는 단백질이 과다하게 만들어져 뇌세포막을 덮고 있기 때문이다. 이 단백질은 한 번 생기면 사라지지 않으며, <그림 24>과 <그림 25>에 표기된 화살표처럼 아밀로이드 단백질은 주로 뇌 피질(뇌 표면)이나 해마(기억센터)에 쌓여 있다. 이들 단백질이 쌓여 침착되면 뇌세포들은 죽는다(<그림 26> 참조). 그래서 기억력이 감퇴되고 인지의 기능이 떨어지는 것이다.

실제로 알츠하이머치매에 걸린 뇌의 크기는 일반인보다 위축되어 있으며, 그중 관자엽(측두엽)과 마루엽(두정엽)에 있는 세포들이 먼저 죽는다(<그림 23> 뇌 위치 참고). 이로 인해 여러 장애 등이 나타난다. 그래서 관자엽(측두엽) 손상은 언어기능, 청각기능, 기억·계산능력을 상실하게 하고, 마루엽(두정엽) 손상은 방향감각을 잊어버리게 한다. 이어서 이마엽(전두엽)까지 손상되면 기억장애보다는 성격변화나 이상행동이 나타난다. 증상으로는 갑자기 폭식을 하거나 화를 잘 내거나 조급증을 보이며, 판단능력이 떨어지고 충동억제가 안 되어 폭력적인 행동을 한다. 기억장애는 기억공장으로 알려진 해마가 손상

되면 나타나는 증상이다.

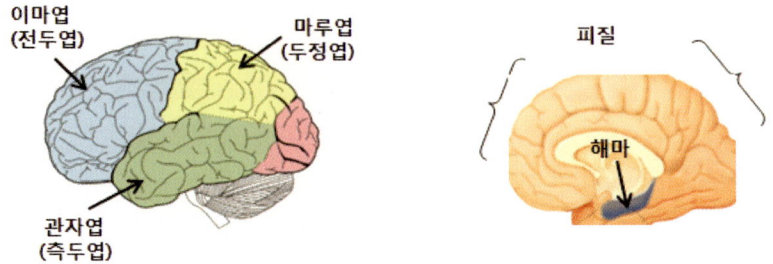

〈그림 23〉 뇌의 해부학적 구조

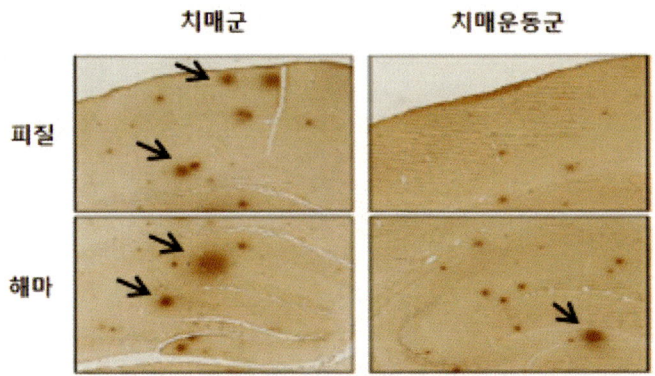

〈그림 24〉 알츠하이머치매 동물 뇌에서 아밀로이드 단백질이 침착된 모습(화살표)의 현미경 사진

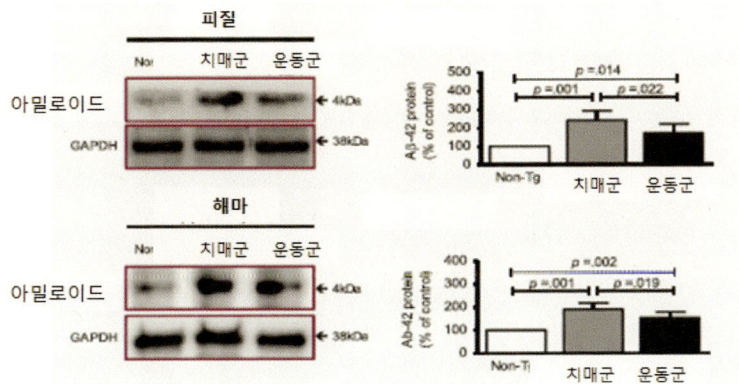

〈그림 25〉 알츠하이머치매 동물 뇌에서 아밀로이드 단백질의 분비량 측정밴드와 그 래프 사진

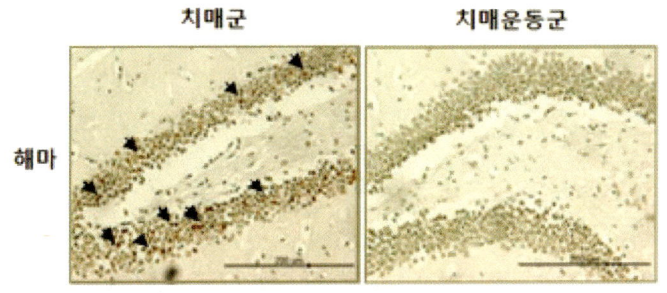

〈그림 26〉 알츠하이머치매 동물 뇌의 해마에서 죽은 뇌세포 모습(갈색 점, 화 살표)의 현미경 사진

　치매에 대한 또 하나의 유전자가 있다. 그것은 ApoE4 유전자이다. 미국 알츠하이머센터에서 발표한 자료에 의하면, 유전자 검사상 ApoE4 유전자가 있다면 70% 이상 치매에 걸릴 확률이 높다고 하였다.
　이젠 분자생화학의 발달로 혈액이나 타액을 통해 유전자 검사를 할 수 있다. 게다가 뇌척수액으로 아밀로이드 농도 검사를 하여 알츠하이머 조기진단도 할 수 있다.

따라서 사전검사를 통해 치매대책을 미리 세우고 노력한다면 치매에 걸리는 시기를 연장하거나 예방할 수 있을 것이다.

02. 운동이 치매 치료약일까?

운동을 하면 근육과 뼈가 튼튼해진다는 것은 잘 알려져 있다. 우리 인체를 움직이도록 조정하는 사령관은 바로 뇌신경이다. 뇌가 명령을 하면 신경섬유의 경로를 따라 근육이 수축하여 움직인다. 반복된 움직임은 근육, 힘줄, 관절, 인대에 있는 감각수용체를 통해 다시 뇌로 자극(정보)을 전달한다. 운동과 같은 신체활동은 이러한 정보전달을 통해 뇌를 더 많이 자극시켜 그 기능을 좋게 한다.

앞서 제시한 <그림 24, 25>를 보자. 운동이 정말 아밀로이드 단백질이 쌓이지 않게 하였는지를 규명한 현미경 사진이다. 이 실험결과에서 알 수 있듯이, 치매에 노출되었다 하더라도 운동은 뇌와 해마에서 더 이상 아밀로이드 단백질을 증가시키지 않았을 뿐만 아니라 뇌세포도 죽지 않도록 <그림 26>을 통해 증명하였다. 결국 운동을 통해 인지와 기억력이 상실되는 것을 어느 정도 막을 수 있음을 규명한 것이다.

활성산소는 치매를 일으키는 원인이다. 모든 생명체는 산소를 공급받으며 살아간다. 하지만 산소도 독성을 일으킨다.

<그림 27>처럼 산소는 원래 8쌍의 전자를 가지 있다. 흡연, 자외선 같은 자극이 산소와 함께 체내에 들어오면 대사과정에서 전자 하나를 잃어버린다. 불안해진 산소는 짝을 찾아 인체를 헤매고 다니기

때문에 활성산소(free radical)라 한다. 몸속에 활성산소가 과다해지면 정상세포의 DNA 파괴, 세포손상으로 인한 치매, 동맥경화, 암, 노화 등의 현상이 일어난다. 하지만 이들의 활동을 억제하는 효소가 있다. 바로 항산화효소이다.

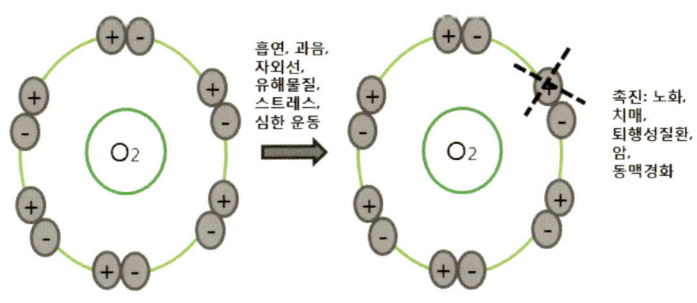

흡연, 과음,
자외선,
유해물질,
스트레스,
심한 운동

O₂

O₂

촉진: 노화,
치매,
퇴행성질환,
암,
동맥경화

〈그림 27〉 활성산소 생성기전

　운동은 뇌세포가 죽지 않도록 항산화효소와 Bcl-2 단백질(세포손상을 억제하는 단백질)을 많이 분비한다. 때문에 세포가 죽지 않는다 (<그림 26, 28> 참고). 규칙적으로 하는 유산소 운동은 산소독성을 일으키지 않고, 오히려 항산화효소 분비를 높여 인체를 보호하고 세포손상을 억제시키는 까닭으로 치매를 예방할 수 있다.

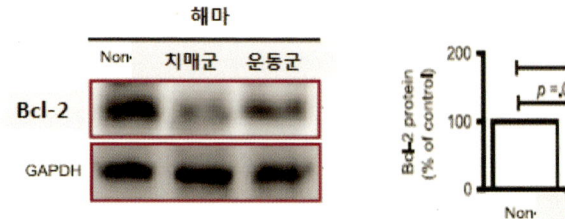

〈그림 28〉 알츠하이머치매 동물 뇌의 해마에서 Bcl-2 단백질 발현 사진

하지만 운동선수들처럼 매우 힘들게 운동을 하거나 장시간 뜨거운 태양 아래 고강도 운동을 한다면 오히려 몸속에 활성산소의 활동을 높여 산소독성을 일으킬 수 있다. 왜냐하면 힘들고 오랜 시간 운동을 하면 근육 속에 있는 혈관들이 근수축으로 압박된다. 이때 허혈(ischemia, 피가 통하지 않는 현상)증상이 나타난다. 허혈로 산소가 부족하게 되고 다시 혈류가 통하면서(재관류, reperfusion) 산소가 공급된다. 부족했던 산소들이 재관류 되면서 활성산소로 활동하게 되는 이유이다. 운동선수들이 일반인보다도 나이 들어 보이는 것도 이러한 까닭이다.

그러나 일반인들은 운동선수처럼 운동량이 많지 않으니 활성산소에 대한 두려움은 갖지 않아도 될 것이다. 그러므로 치매예방을 위한 약을 원한다면 자신에게 꼭 맞는 적절한 운동을 하면 된다.

03. 치매의 증상

치매의 대표적인 증상은 인지기능과 기억장애이다. 그러나 치매 초기에는 이러한 증상들이 경미하기 때문에 그냥 지나치는 경우가 있다. 혈관성치매인 경우는 치매가 진행되기 전부터 치료를 시작하면 더 이상 나빠지는 것을 막을 수 있으므로 증상을 잘 알아두도록 하자.

그렇다면 혈관성치매의 증상은 뭘까?

혈관성치매 환자는 이전과는 다르게 게을러진다. 즉 무엇인가를 하고자 하는 의욕을 상실하고 말수가 줄며, 얼굴에 감정표현이 적으며 신체활동 하는 것을 좋아하지 않는다. 그리고 충동억제 기능이 손상되어 무엇인가를 하다가도 마음에 들지 않으면 갑자기 화를 내거나 신경질을 낸다.

또한 말을 할 때는 발음이 정확하지 않으며 한쪽 팔다리의 움직임이 둔하다. 특히 걸음을 걸은 땐 몸이 구부정하며 보폭은 짧고 지면에 다리를 끌면서 걷는다.

다음으로 알츠하이머치매의 증상을 알아보자.

초기 증상은 기억장애이다. 최근 일에 대해 기억을 잘하지 못하며 대화 중에 사물, 사람의 이름을 잘 떠올리지 못한다. 치매 중기가 되면 기억력이 더 나빠지고 이상한 말과 행동을 한다. 마지막으로 치매 말기가 되면 옷에 실수(대변)를 하며, 가족의 얼굴을 알아보지 못한다.

04. 치매예방을 위한 운동디자인

치매는 근육 위축을 동반하다. 왜냐하면 치매가 진행되면서 활동량이 급격히 줄어들기 때문이다. 인체는 노화가 진행되면 매년 1~2%의 근육량이 줄어들어 70세가 되면 25%, 80세에는 40%의 근육량이 감소된다. 그러므로 신체운동을 통한 근육 유지는 뇌의 크기 감소를 예방할 수 있다.

50세가 넘으면 기억력 감퇴현상이 증가한다. 즉 뇌 기능도 저하되고 있음을 의미한다. 어쩌면 당연한 말이다. 나이가 들면서 생활습관은 익숙해지고 사람들을 상대하는 일은 줄어들면서 뇌를 자극하는 일도 크게 줄기 때문에 뇌도 수면상태가 된다.

그렇다면 뇌를 자극하려면 어떻게 해야 할까?

무엇을 배우고, 보고, 듣고, 말하고, 냄새와 맛을 보며 생각하는 행동 등은 뇌를 자극한다. 지금까지의 연구를 보면 근육과 관절에 있는 감각수용체 자극이 오히려 일반자극보다 더 많은 부분을 차지하였다. 우리가 의자에 앉아 있거나 서 있을 때, 그리고 운동을 할 때 감각수용체를 자극하게 된다. 이들 신호가 신경섬유를 타고 뇌까지 전달되어 자극을 한다. 때문에 자극의 면적이 특수감각(시각, 청각, 미각, 후각)보다는 훨씬 크다. 실제로 치매가 근육 위축을 동반함은 여러 연구를 통해 밝혀진 바, 치매예방을 위해 근육량 감소를 해결해야 할 필요가 있으며 그것은 운동만이 해결할 수 있다.

뿐만 아니라 운동은 근육만 두껍게 하는 것이 아니라 뇌(전두엽, 해마)도 두껍게 만들어 그 기능을 좋게 한다. 따라서 규칙적으로 매일 아니 최소 주 3일이라도 운동을 한다면 기억력을 개선시키고 치매에 걸릴 확률을 80% 낮출 수 있을 것이다. 실천해 보도록 하자.

(1) 유산소 운동을 하자

평소 30분 정도의 유산소 운동(빠르게 걷기, 수영, 아쿠아로빅, 댄스, 자전거)은 혈액순환을 좋게 해준다. 유산소 운동은 배가로막(횡경막)과 뼈대근육을 수축시켜 심장 박동을 빠르게 한다. 이때 산소공급을 위해 혈액이 온몸으로 퍼져 뇌까지 전달된다. 메마른 논밭을 생각해보자. 물을 공급받지 못하면 논밭은 황폐해진다. 심지어 풀 한 포기도 자라지 못한다. 하지만 충분한 물을 공급받게 되면 기름진 논밭이 되어 곡식들도 잘 자란다. 이처럼 뇌로 공급되는 피도 충분해야 뇌신경세포가 죽지 않는다. 치매예방에 있어서 유산소 운동은 뇌의 크기 감소를 예방할 수 있다.

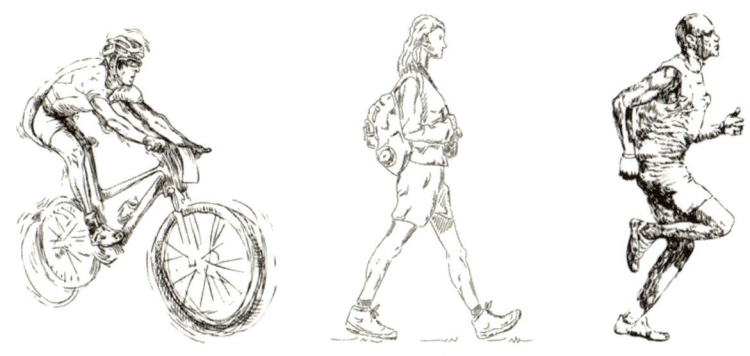

〈그림 29〉 유산소 운동 종목

(2) 큰 근육 운동을 하자

노화가 진행되면 매년 근육량이 1~2%씩 줄어든다. 때문에 근력이 부족하여 활동하는데 힘들어한다. 예를 들면 젊었을 때는 앉아서 일어날 때 성큼 일어난다. 하지만 노인이 되면 벽이나 주변 사람의 도움으로 일어나게 되며 길을 걷다가도 쉽게 넘어진다. 또한 낙상했을 때 뼈가 잘 골절된다.

미국 뉴욕 마운트 시나이 의대 존로 교수는 "유산소 운동은 유연성과 지구력을 높여 주지만 체력을 증진시키지 않는다"며 "역기 들기 등의 근력 운동은 젊은이만 하는 운동이 아니다"라고 하였다. 따라서 인체에 큰 근육(몸통, 허벅지)을 사용하는 근력 운동은 노인에게도 필요하다. 또한 근력 운동으로 힘이 생기면 자아존중감 및 자신감을 높여주는 데 긍정적인 영향을 주게 된다.

(3) 작은 근육 운동을 하자

손가락, 발가락을 움직이는 근육들은 작은 근육이다. 주로 종이접기, 그림(퍼즐) 맞추기, 고스톱, 발가락으로 물건 옮기기 등이 해당된다. 하지만 단순히 손가락, 발가락만 움직이는 것이 아니라 생각과 더불어 손발을 움직이는 운동이기 때문에 뇌를 자극하는 데 효과적이다.

(4) 스트레칭 운동을 하자

뼈대근육은 수축하는 성질이 있다. 때문에 나이가 들면 유연성이 크게 줄어들어 관절(어깨, 골반, 허리)의 움직임이 작아져 통증이 나타나기도 한다. 그러므로 유연성 운동인 스트레칭은 꼭 해야 한다.

스트레칭을 할 때는 반드시 근육이 약간 땅겨진 상태에서 10초간 유지해야 한다. 당겨지는 느낌이 없다면 효과도 없다.

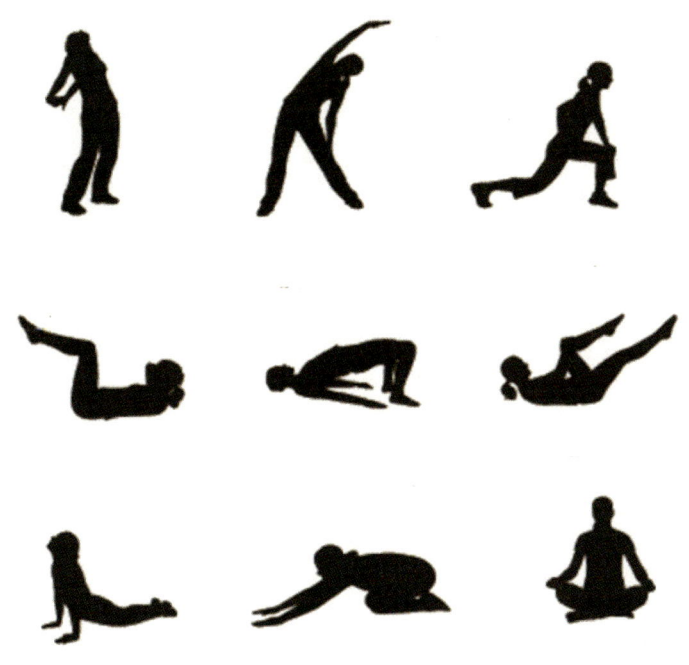

〈그림 30〉 스트레칭 동작

(5) 운동의 종류와 시간, 강도는 자신의 신체능력에 맞게 하자

자신의 체력을 고려하여 운동의 종류와 시간, 강도를 정해야 한다. 특히 중장년층이 되면 평소 운동을 하던 사람과 전혀 하지 않은 사람 간의 체력 차이가 크다. 때문에 현재 자신의 근육량, 근력, 심폐지구력에 맞추어 모든 운동 방법, 시간, 강도 등을 다르게 적용해야 한다 (목표 심박수 계산법을 이용).

05. 치매예방을 위한 식이디자인

뇌에 필요한 연료는 산소와 포도당이다. 이들은 혈관을 통해서만 공급되고 사용되므로 탄수화물의 공급이 제한되면 포도당의 공급도 떨어진다. 공급이 떨어지면 저산소증이 오거나 저혈당이 온다. 때문에 뇌세포막이 손상된다. 그러므로 뇌신경이 좋아하는 음식을 통해 뇌세포를 보호한다면 치매예방에도 도움을 줄 수 있을 것이다.

(1) 복합탄수화물을 먹어라

뇌의 연료는 탄수화물이다. 만약 식사를 거르게 되면 부족한 포도당을 보충하기 위해 지방에서 생긴 케톤체(keton body)를 가져다 사용하게 된다. 뇌에 케톤체는 치매예방에 "좋다 혹은 나쁘다"라는 서로 상반된 연구결과들이 있다. 아마도 과량의 탄수화물은 체중을 증가시키는 것처럼 뇌도 살찌게 만들어 신체활동을 둔하게 만드는 원인이 되기 때문일 것이다. 만약 포도당의 양이 적어 저혈당이 되면 에너지 부족으로 자율신경계가 활동한다. 즉 현기증, 두근거림, 사지 떨림, 불안감 발생, 식은땀 등의 이상 증상이 나타난다. 저혈당으로 인해 뇌에 영양공급이 어려워지면 뇌신경세포들은 손상 받는다. 따라서 케톤체로 에너지 사용에 대한 논란이 될 수밖에 없다.

그러므로 뇌는 탄수화물이 과하거나 부족해서도 안 된다. 때문에 복합탄수화물의 섭취를 권장하고 있으며, 식품은 통곡류(현미, 보리)가 좋다.

(2) 필수지방산을 먹어라

뇌의 성분은 60% 이상이 지방으로 되어 있다. 뇌에 있는 신경세포 막은 이중지질막 즉, 지방층으로 되어있다. 따라서 뇌는 좋은 지방을 좋아한다. 만약 지방이 부족하면 뇌세포는 어떻게 될까? 당연히 세포 막을 지지하고 있는 지방층이 무너져 손상되면 뇌세포들이 무너져 죽어 나가고 치매에 걸리게 된다. 따라서 아무 지방을 먹는 것이 아 니라 몸에 좋은 지방을 먹어야 한다.

필수지방산이 들어 있는 식품은 등 푸른 생선(고등어, 정어리), 견 과류(호두, 잣) 등으로, 매일 먹어야 한다. 식품으로 먹기 싫다면 시중 에 판매하고 있는 오메가-3를 복용하도록 한다.

(3) 풍부한 항산화제를 먹어라

뇌에 저산소증, 감염 등의 원인으로 활성산소들이 많아지면 뇌세 포막이 산화되어 손상된다. 이를 방지하기 위해 비타민 C, E, 셀레늄 등의 항산화제를 먹어야 한다. 항산화제는 지방층을 투과하여 뇌세포 막을 더욱 튼튼하게 지지하고 안정시켜 주는 효능을 가지고 있다.

비타민 C가 풍부한 식품은 딸기, 키위, 레몬, 오렌지, 감자, 풋고추 등이며 비타민 E가 풍부한 식품은 땅콩, 호두, 아몬드, 잣, 바나나 등 이다. 셀레늄이 풍부한 식품은 마늘, 견과류, 조개류 등이다.

(4) 비타민 B와 마그네슘을 먹어라

인체에서 뇌는 산소공급과 소비를 많이 하는 기관이다. 이처럼 뇌는 상당히 많은 에너지를 사용하고 있다는 것이다. 따라서 에너지를 만들어 내기 위해서는 비타민 B와 마그네슘을 섭취해야 한다. 대표적인 식품은 호두와 같은 견과류이다.

치매는 음식 혹은 운동만으로는 100% 예방하진 못한다. 하지만 식이와 운동을 병행하여 실천한다면 그 시기를 늦추거나 예방할 수 있다. 혹시 지금 건망증이 있다면 지금부터 아래에 제시한 6가지 습관을 실천하길 바란다.

<치매예방을 위한 6가지 습관>

아주대학교 의대 교수인 이윤환 교수가 2010년 저널 <International Psychogeriatrics>에 노인의 생활습관과 인지 건강을 위한 6가지 수칙을 소개하였다. 각 수칙은 영어알파벳 첫 글자를 따서 "PASCAL"라 명명하였으며, 내용은 다음과 같다.

Physical activity: 규칙적인 운동을 해라
Anti-smoking: 금연을 해라
Social activity: 사회활동(봉사) 혹은 사람들을 자주 만나라
Cognitive activity: 인지기능(독서, 말하기, 쓰기, 계산하기)을 활성시켜라
Alchol in moderation: 알코올(음주)은 조금만 마셔라
Lean body mass and healthy diet: 체중조절을 해라

치매예방을 위한 수칙은 어쩌면 다 알고 있는 내용일 것이다. 그러나 알면서도 실천을 하지 못하기 때문에 걱정이 된다. 건강 백 세를 꿈꾸는 것도 중요하지만 실천 없이는 불가능하다는 것도 명심하길 바란다.

[표 28] 치매예방을 위한 헬스디자인 사례

이름	권○○(76세)	키 / 체중	158 / 59	성별	여성
현재 건강상태(합병증 유무)			건강목표		
제2형 당뇨, 복부비만, 건망증증상 있음.			복부살빼기(1인치), 다리근육 키우기		
나에게 알맞은 식이디자인 / 치매예방관리					
1. 싱겁게 먹는다. 2. 제철 과일과 채소를 많이 먹는다. 3. 오메가-3 챙겨먹기 4. 매일 혈당을 측정한다. 5. 경로당 친구들과 고스톱 치기(2시간)					
나에게 알맞은 운동디자인					
운동의 종류는?			산책하기 30분, 공원 내 있는 운동기구 이용하기 10분, 정리운동 5		
운동의 시간은?			점심식사 시간 후 약 50분간 실시		
일주일에 몇 번 할 것인가?			매일		
언제부터 할 것인가?			오늘부터		

[표 28]의 사례를 보고 자신의 치매예방을 위한 헬스디자인을 [표 29]에 직접 작성해보자.

[표 29] 자신의 치매예방을 위한 헬스디자인 시트지

이름		키 / 체중		성별	
현재 건강상태(합병증 유무)			건강목표		
나에게 알맞은 식이디자인					
나에게 알맞은 운동디자인					
어떤 운동을 하고 싶은가?					
운동시간은 어느 정도 할 것인가?					
일주일에 몇 번 운동할 것인가?					
언제 수행할 것인가?					

참고문헌

김종래, 『징기즈칸의 리더십』, 크레듀, 2006.

김형진, 『벼랑 끝에서 만나는 처칠』, 기파랑, 2006.

나덕렬, 『뇌미인』, 위즈덤스타일, 2012.

D.G. Beevers, 강석민 편역, 『고혈압』, 도서출판 아카데미아, 2005.

Rudy W. Bilus, 이현철 편역, 『당뇨병』, 도서출판 아카데미아, 2005.

Susan Cain, 김우열 편역, 『콰이어트』, 알에이치코리아 2012.

심창섭·이진·조재혁, 『건강과 운동처방』, 광림북하우스, 2007.

윤진환·정일규, 『운동과 보건』, 도서출판 홍경, 2005.

이승원, 『우리 몸은 거짓말하지 않는다』, 김영사, 2011.

이시형, 『이시형처럼 살아라』, 비타북스, 2012.

전미현, 「Body-Mind 통합이론에 따른 움직인 유형분석 및 무용훈련방법 연구」, 한국무용학회지 제16권, 207-236, 2009.

김진아·이정란, 「여대생의 체형과 성격유형에 관한 연구」, J. Fasshion Business, 14(1), 11-26, 2010.

이진, 「규칙적인 운동이 난소절제흰쥐의 지방세포에서 미토콘드리아 생합성 유전자들의 변화」, 생명과학회지 21:997-1003, 2011.

이진·심창섭·심윤택·유진영·김종룡·김원규, 「노화생쥐의 복부지방에서 수영운동에 의한 AMPK 와 GLUT4 단백질변화」, 체육과학연구 18:64-73, 2007.

Kang Eun-Bum·Kwon In-Su·Koo Jung-Hoon·Kim Eung-Joon·Kim Chul-Hyun·Lee Jin·Yang Choon-Ho·Lee Young Joon·Cho In-H·Cho Joon-Yong, 「Treadmill exercise represses neuronal cell death and inflammation during Aβ-induced ER stress by regulating unfolded protein response in aged presenilin 2mutant mice」, Apoptosis, 18(11), 2013.

Lee Jin·Cho Hyung-Sook·Kim Dae-Young·Cho Joon-Yong·Chung Jae Soon·Lee Han-Kyung·Seong Nak-Hun·Kim Won-Kyu, 「Combined effects of exercise and soy isoflavone diet on modulating paraoxonase, nitric oxide and aortic apoptosis in ovariectomized rats」, Appetite 58:462-469, 0195-6663, 2012.

Lee Jin · Cho Hyoung Sook · Park Se Jung · Kim Won Kyu, 「Regular exercise produced cardioprotective effects on rat's heart with hypertension induced by L-NAME administration」, Cli Exp Hypertens, 31:364-375, 2009.

Lee Y · Back Joung Hwan · Kim Jinhee · Kim Si-Heon · Na Duk L · Cheong Hae-Kwan · Hong Chang Hyung · Kim Youn Gu, 「Systematic review of health behavioral risks and cognitive health in older adults」, Int Psychogeriatr, 174-184, 2010.

Um HS · Kang EB · Koo JH · Kim HT · Jin Lee · Kim EJ · Yang CH · An GY · Cho H · Cho JY, 「Treadmill exercise represses neuronal cell death in an aged transgenic mouse model of Alzheimer's disease」, Neurosci Research, 69:161-173, 2011.

문혜준 인턴기자, <운동하면 치매예방. 원인 밝혀졌다(뇌로 흘러들어가는 혈액량 늘려 - 뇌 크기도 그대로 유지)>, 중앙일보헬스미디어, 2011년 11월 05일자.

한국일보, 2005년 12월 05일자

google internet 검색

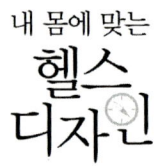

내 몸에 맞는
헬스
디자인
HEALTH DESIGN

초판인쇄 2014년 9월 12일
초판발행 2014년 9월 12일

지은이 이진
펴낸이 채종준
펴낸곳 한국학술정보㈜
주소 경기도 파주시 회동길 230(문발동)
전화 031) 908-3181(대표)
팩스 031) 908-3189
홈페이지 http://ebook.kstudy.com
전자우편 출판사업부 publish@kstudy.com
등록 제일산-115호(2000. 6. 19)

ISBN 978-89-268-6489-0 13510

이담 Books 는 한국학술정보(주)의 지식실용서 브랜드입니다.